TRAITÉ

DE LA

GONORRHÉE

VIRULENTE.

TRAITÉ

COMPLET

DE LA

GONORRHÉE

VIRULENTE

Des Hommes & des Femmes.

Où l'on fait voir la différente maniere de la traiter ; l'insuffisance de la plûpart des Méthodes, les dangers qu'il y a de négliger cette Maladie ; & les moyens de distinguer dans les Femmes, les Gonorrhées d'avec les Fleurs-Blanches.

SUIVI

D'UN MÉMOIRE SUR LA CONSTRUCTION & les avantages d'un nouvel Instrument pour tirer l'Urine de la Vessie.

Par M. DARAN, Ecuyer, Chirurgien ordinaire du Roi, servant par quartier.

A PARIS;

Chez DELAGUETTE, Imprimeur du Collège & de l'Acad. Roy. de Chir. rue S. Jacques, à l'Olivier.

M. D. CC. LVI.

Avec Approbation & Privilége du Roi.

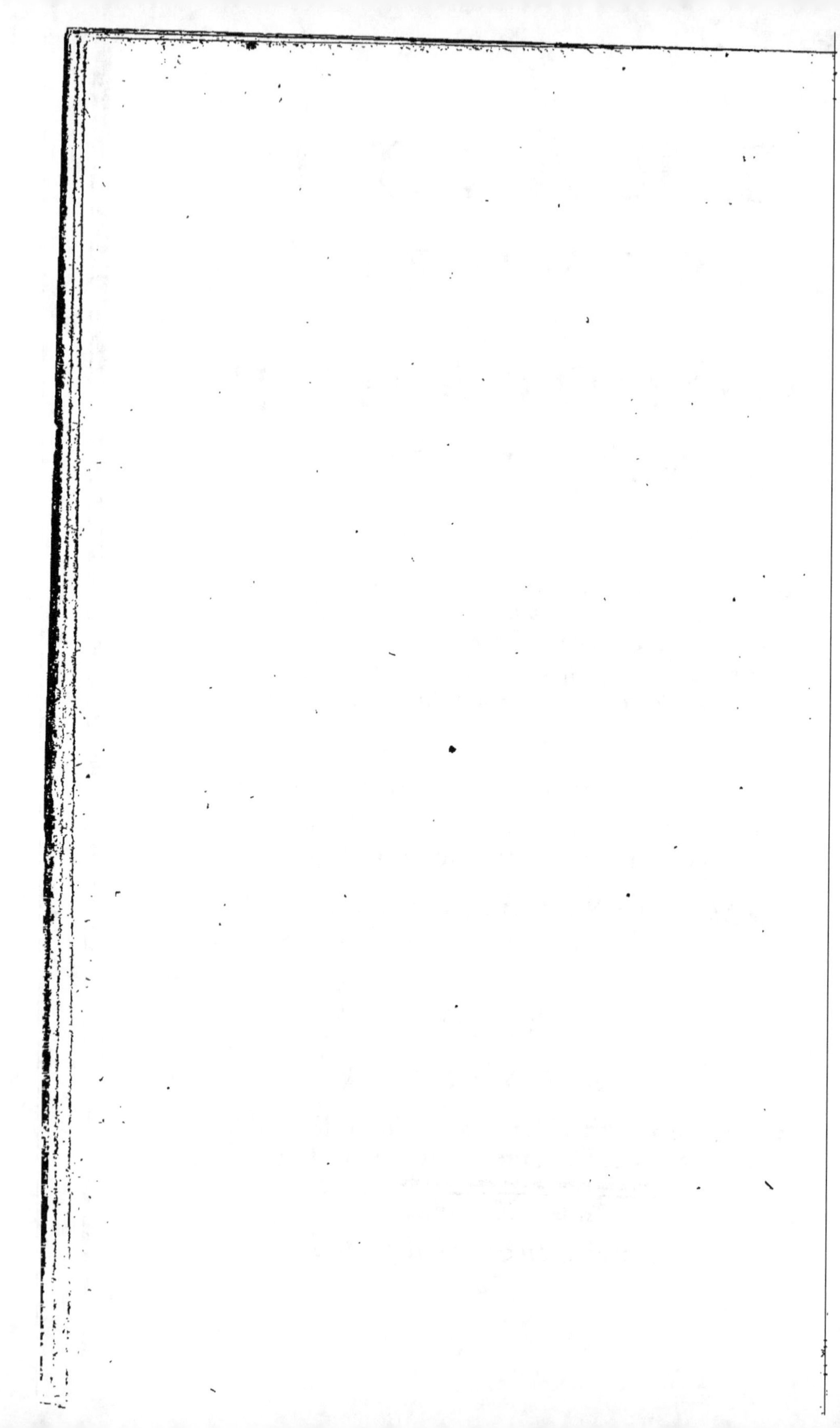

AVERTISSEMENT.

CE Traité doit être regardé comme la premiere partie de celui qu'on a donné, il y a quelques années, sur les Maladies de l'Uréthre. Cet ordre est naturel, puisque les accidens dont il est parlé dans ce Traité, le premier publié, sont tous des effets & des suites de la Gonorrhée virulente. Aussi l'Auteur avoit-il dessein de commencer par l'Histoire exacte de cette Maladie; il en avoit déja même rédigé par écrit plusieurs Chapitres; mais les différentes sortes d'incommodités de l'Uréthre qui se présentoient en foule, ces maux dangereux qui accablent ceux qui en sont atteints, lui parurent un objet plus pressant, & dont l'explication ne lui permettoit point de délai; d'autant plus qu'on n'avoit pas encore assez d'éclaircissemens sur ces sortes de matieres, faute de quoi les Malades se trouvoient abandonnés

dans leur malheureux état, ou le
voyoient empirer par des remèdes in-
considerés, & par l'inexpérience de
ceux qui les traitoient. Il interrompit donc son premier Ouvrage pour
y revenir après qu'il auroit suffisamment expliqué les maladies de l'U-
réthre. Il a enfin exécuté cette premiere entreprise, pour réunir deux
parties qui tiennent entr'elles par
une liaison si sensible. Ceux qui sçauront faire leur profit du Traité de la
Gonorrhée, s'épargneront les suites
fácheuses qu'elle traîne ordinairement après elle quand elle n'a pas été
traitée convenablement ; ils se met-
tront à l'abri de ces maux dangereux que j'ai déduits au long dans le
Traité des Maladies de l'Uréthre.
Il y a plus à gagner pour eux dans
cette attention, que de s'abandonner
à tout événement, pour risquer de se
trouver un jour dans la nécessité de
recourir à des secours tardifs, dont
ils ne peuvent avoir besoin que par
leur faute.

PRÉFACE.

QUAND on considere les progrès que fait dans le monde ce fléau terrible qui emporte un si grand nombre de ses Habitans de tant de différentes manieres, je veux dire le mal vénérien & toutes ses especes & ses accidens, on ne peut s'empêcher de gémir sur les funestes effets des passions auxquelles le genre humain s'abandonne. La guerre & les maladies, les excès du vin ravagent l'Univers; mais on peut dire que le penchant de tous les hommes aux voluptés de l'amour fait encore plus de mal, & est encore plus funeste aux Etats que la fureur des combats, l'intempérance & la crapule,

a

felon ce proverbe fi connu, *plures occidit gula quàm gladius, plures utroque Venus.*

Il y a bien de l'apparence que l'origine du mal Vénérien remonte aux fiécles les plus reculés, quoi qu'en difent ceux qui ont difcuté ce point dans des differtations plus curieufes qu'utiles & concluantes. De tout tems le penchant réciproque des deux fexes l'un pour l'autre a produit des excès dangereux : l'intention du Créateur étoit pleine de fageffe ; mais les hommes s'en font écartés, & ont franchi les juftes bornes d'un plaifir permis & légitime ; l'amour, ce bien précieux qui fembloit devoir les dédommager de leur dégradation & des miferes attachées à leur condition, eft devenu par un abus criminel, un piége dangereux, & une fource de larmes & de calamités. Qu'on parcoure les faftes du monde, on verra combien de malheurs & de défordres il a caufés.

Il est vrai qu'on ne trouve point dans les Auteurs des premiers siécles des preuves assez claires de l'existence du mal Vénérien, malgré les débauches énormes que le Paganisme sembloit autoriser ; mais peut-être regardoit-on ce fléau comme une maladie ordinaire & commune, à laquelle on ne faisoit pas une attention particuliere, parce qu'elle étoit généralement répandue, ou que peut-être elle n'avoit point encore acquis ce dégré de violence, qui l'a rendue si funeste dans la suite : néanmoins Hippocrate, Celse & quelques autres ont parlé de certains accidens qui arrivent aux parties de la génération, & qui ont bien du rapport & de la ressemblance avec ceux que l'on voit à présent.

Quoi qu'il en soit, je laisse ces discussions sçavantes à ceux qui ont pour objet la réputation d'une érudition recherchée ; mais je ne puis m'empêcher de réfléchir sur l'excès

d'imprudence avec lequel on s'expose tous les jours à un mal si cruel
& si dangereux.

En vain l'exemple des malheureuses victimes du plaisir, le danger toujours présent d'en éprouver
les suites, la honte qui les accompagne, s'élevent contre ce penchant. En vain l'innocence & la
vertu réclament leurs droits, on
rompt toutes les digues, on affronte
le péril, & on brave tout. Dès que
le sang commence à bouillir dans
les veines d'un jeune homme à peine sorti de l'enfance, il se laisse entraîner par l'ardeur qui le consume,
& dans ces premiers emportemens,
il se livre sans choix à des amours
vagues & faciles, & entraîne ses
compagnons dans les mêmes désordres; & lorsqu'il s'en est formé l'habitude, il en est encore esclave dans
un âge plus avancé, il ne la quitte
point même dans la vieillesse, autant que peut le permettre ce qui lui
reste de forces & de vigueur, & la

porte enfin jusqu'au tombeau. Il en
eſt bien peu qui ſoient exemts de
cette fureur générale : heureux les
tempéramens froids ou indolens qui
ne reſſentent que foiblement l'aiguillon de la volupté , & qui ſont
chaſtes ſans effort & ſans combat.
Rara avis, in terris, &c.

Cependant il y auroit moins ſujet de s'étonner de cette corruption
univerſelle, ſi elle ne produiſoit les
fruits les plus amers, ces maladies
affreuſes qui dérangent ſi conſidérablement l'œconomie animale ,
lui portent quelquefois les coups les
plus funeſtes, & la ſapent par les
fondemens ; mais on peut dire qu'on
ne trouve preſque aucun homme
d'un certain âge qui n'ait porté les
empreintes fatales des influences
vénériennes. L'intérêt le plus p écieux de l'humanité, la ſanté , ce
don du Ciel plus eſtimable que tous
les tréſors & que toutes les gran-
deurs de la terre , eſt infiniment
chere à tous les hommes ; & de tou-

tes les craintes, celle de la mort eſt
la plus forte & la plus naturelle.
Cependant ces deux freins ſont
encore trop foibles pour les arrêter;
tant la paſſion de l'amour & l'intérêt du plaiſir ont de force dans leur
cœur. Ce penchant engloutit, pour
ainſi dire, tous les autres; l'ambition
lui cede, & l'avarice même, dont
la tyrannie eſt ſi cruelle, ſe cap-
tive ſous le joug de la volupté.
Qu'on expoſe ſa ſanté, qu'on mé-
priſe la mort pour ſatisfaire ſes de-
ſirs, qu'on leur ſacrifie les honneurs,
les richeſſes & ſa réputation, c'eſt
une preuve de ce que peut l'attrait
du plaiſir ſur le cœur humain; mais
qu'on néglige les ſuites de ſon imprudence, c'eſt un aveuglement
qu'on ne ſçauroit comprendre. On
voit de jeunes gens porter des années entieres les triſtes fruits de leur
incontinence, ſans ſe mettre en peine de ce qu'il en peut arriver, &
ſans recourir aux remédes, parce
qu'ils regardent ces maux comme

de légeres incommodités, ou qu'ils ne voudroient pas suspendre le cours d'une vie libertine, pour se soumettre au régime que demande la guérison.

On voit des vieillards traîner jusqu'au tombeau ces gages malheureux de l'incontinence de leur jeunesse, & s'étourdir sur leur état, pour éviter les frais ou les longueurs du traitement ; quoiqu'ils dussent réfléchir, s'ils étoient sages, que c'est cette négligence même qui rend leur vieillesse si douloureuse & précipitée, & qui hâtera infailliblement leur fin. Les uns craignent la honte de découvrir leur mal ; mais cette pudeur est ridicule & mal fondée ; elle auroit dû les arrêter sur le bord du précipice ; mais elle ne doit pas les empêcher d'implorer les secours de qui peut les en tirer. Les autres craignent la dépense de la cure, ou ne se croyent pas en état d'y fournir ; mais ce prétexte est frivole, puisqu'un Chirurgien chari-

table ſçait toujours borner ſes rétri-
butions aux facultés de ceux qui ont
recours à lui. D'autres enfin ſe tran-
quilliſent dans l'idée que le mal ne
fera point de progrès, & s'éteindra
par la force & la bonté de leur tempérament, ou qu'ils pourront porter long-tems leurs incommodités,
ſans ſouffrir beaucoup, & ſans un
notable dérangement de leur ſanté;
ainſi ils ſe familiariſent avec l'ennemi, & s'accoutument enfin à ne le
point craindre ; ce n'eſt, diſent-ils,
qu'une ſimple galanterie, une bagatelle qui ne met aucun obſtacle à
leur plaſir, & qui ſe diſſipera d'elle-même : ils connoiſſent des gens
qui ſe ſont trouvés dans le même
cas, & qui ſont ſains & vigoureux,
& là-deſſus ils traitent les auteurs
de viſionnaires, & les Chirurgiens
de gens avides & intéreſſés qui
ne ſongent qu'à allarmer les ſots
pour s'engraiſſer à leurs dépens, en
groſſiſſant prodigieuſement un objet de rien, & en prolongeant une

cure qui ne demanderoit que quelques inſtans, ou qui peut diſparoître d'elle-même. Telles ſont les raiſons ou les prétextes ſur leſquels on
ſe fonde pour éluder la néceſſité de
recourir aux remédes ; mais ils verront tôt ou tard qu'ils ne l'auront
pas fait impunément. Il eſt triſte
qu'ils ne puiſſent prévoir les malheureux effets de leur ſécurité ; ils
peuvent bien n'avoir pas toute la
foi poſſible à mon prognoſtic, mais
il n'en eſt pas moins vrai & moins
digne de leur attention. Je ne demande point leur reconnoiſſance,
c'eſt une vertu dont la plûpart des
hommes ne ſe piquent guère ; mais
je dois pour le bien général de l'humanité & l'honneur de ma profeſſion, les avertir. Ce n'eſt ni par des
vues intéreſſées, ni par une envie
de me diſtinguer, que je publie cet
ouvrage ; la fortune & la réputation
que je me ſuis acquiſes, doivent
me ſuffire. Il ne tiendra qu'à ceux
qui auront à cœur leur guériſon

de profiter de mes avis, & j'ofe
leur promettre qu'ils n'auront pas
lieu de s'en repentir. Ceux qui
font encore fufceptibles de quelques réflexions, ouvriront les yeux
fur un état dont ils ne fçauroient
trop tôt fortir. La crainte de traîner une vie malheureufe & languiffante dans la douleur, la honte & le mépris, ou de périr avant
le tems, peut-elle être mieux
fondée que dans la maladie dont il
s'agit, je parle de la Gonorrhée
virulente, cette maladie fi commune, fi négligée & fi mal traitée ordinairement?

Quelques Auteurs prétendent que
c'eft une dépuration critique, un
moyen qu'a fourni la nature après
l'établiffement de la Vérole, pour
évacuer le virus, pour l'empêcher
d'être emporté dans le torrent de la
circulation, & d'infecter toute la
maffe des humeurs. Je ne prétends
point combattre cette idée ; mais
je foutiens que cette dépuration ne

peut se faire bien sans le secours de l'art, & qu'il est besoin d'une main habile & expérimentée pour aider l'action de la nature, & pour concourir à ses intentions, sans quoi ce ne sera plus une dépuration, mais un principe de l'infection universelle & une source féconde des accidens les plus tristes & les plus funestes. Le grand point est d'évacuer entiérement le virus ; s'il en reste quelques particules, on n'a rien fait ; elles infectent les vaisseaux de proche en proche ; elles gagnent la masse, & forment un tout qui ravage à la fin les solides.

Peut-on considérer sans effroi les symptomes qui peuvent en résulter? ces douleurs vives & cuisantes qui errent par tous les membres, & qui se faisant sentir avec plus de fureur encore pendant la nuit, causent des insomnies cruelles qui alterent les humeurs, dissipent les esprits, & portent l'acrimonie & le désordre dans le sang ; ces maux de tête violens qui ne donnent point de trêve, & qui rendent la vie odieuse ; ces puftules hideufes qui défigurent le vifage, ce bandeau dégoûtant qui paroît fur le front, ces ulceres purulens & fordides qui rongent les membres & les parties fecrettes ; ces dégoûts & ces indigeftions qui accablent le malade, ces phtifies incurables, cette haleine, ces fueurs puantes & infupportables, la chûte des cheveux, la maigreur enfin & le dépériffement de tout le corps ; ajoutez à cela une foule d'autres accidens auffi formidables, la carie des os, les extofes, les abcès aux tefticules, leur inflammation, leur fphacele & la néceffité de leur amputation, les fiftules au periné prefque toujours incurables, les ulceres & la deftruction totale du vérumontanum, ce qui produit des écoulemens habituels & l'impuiffance d'engendrer ; ces callofités, ces fungus ou étranglemens du canal de l'uréthre dans les endroits de ce conduit, où les ulceres ont été consolidés, & qui occasionnent des rétentions d'urines cruelles, & causent souvent la mort après des tortures inconcevables. Je ne dis rien de ces ophtalmies vénériennes, occasionnées par des métastases qui surviennent quelquefois, & font perdre la vue, si l'on n'y remédie promptement; ni de ce flux dégoûtant & involontaire qui coule des parties naturelles des femmes; ni de ces fistules ou ulceres malins & profonds qui rongeant peu-à-peu le vagin, font de ce canal & de l'anus un même conduit, accident qui rend les femmes insupportables à elles-mêmes.

On a vû des malades à qui le nez avoit été rongé ou défiguré entiérement par la destruction de ses cartilages; d'autres à qui la luette étoit tombée, ce qui nuisoit extrêmement à la prononciation, & rendoit leurs voix foibles & désagréables; j'en ai vû chez qui le virus avoit

tellement carié les os maxillaires,
qu'on avoit été obligé de leur emporter la moitié de la mâchoire, ce
qui les défiguroit totalement.

Un Médecin très-digne de foi
m'a assuré qu'étant à Montpellier, il
avoit été témoin d'un accident qui
effraya toute l'école : un Etudiant
en Médecine qui avoit depuis long-
tems la Vérole, alloit quelquefois
jouer au mail ; un jour, comme il
lançoit la boule avec force, le mouvement lui cassa le bras ; on examina la fracture, & on trouva que l'os
de l'humerus avoit été tellement
miné par l'action du virus, qu'il n'é-
toit pas plus gros que le petit doigt,
sur quoi la Faculté opina à l'amputation.

Ceux qui voudront être instruits
plus à fond des accidens terribles
qui suivent quelquefois les maladies
vénériennes, pourront consulter une
foule d'Auteurs qui en font la description ; car je me suis borné à ne
parler que d'un certain nombre, &

j'en omets plufieurs, pour qu'on ne m'accufe point d'outrer les chofes, & pour fauver au Lecteur un tableau auffi trifte que dégoûtant.

Qu'on ne dife pas que ces fymptomes n'exiftent plus, que le mal vénérien a beaucoup perdu de fa force & de fa malignité, & qu'on l'a apprivoifé, pour ainfi dire, dans le fiécle où nous fommes; je conviendrai qu'ils ne font pas tout-à-fait fi communs qu'ils l'étoient autrefois dans ces tems où l'on ignoroit encore l'ufage du mercure par rapport au virus, & les autres fecours qu'on a inventés depuis; mais il eft très-certain qu'on voit encore à préfent les maux les plus funeftes. Il eft des fujets chez qui les humeurs font plus difpofées à recevoir le virus, à aider fon action & à faciliter fes progrès par une efpece d'analogie & de fympathie qu'elles ont avec lui, par leur chaleur, leur acrimonie & le mélange qui s'y trouve de parties héterogenes; & plus

cette difpofition eft grande, plus
les humeurs font viciées, plus auffi
elles donnent prife aux miafmes
vénériens, plus elles hâtent leurs
effets, & les rendent quelquefois
tels que je viens de les décrire.

Mais pourquoi infifter davantage
fur cet article? il n'eft point de raifonnemens contre les faits; chacun
peut avoir été témoin de quelques
accidens femblables, fur-tout dans
les grandes Villes où la licence &
la débauche régnent avec plus
d'empire que par-tout ailleurs; & fi
l'on pouvoit douter encore de leur
poffibilité, on pourroit aifément
s'en convaincre dans certains hôpi-
taux deftinés aux malades de l'efpece dont il s'agit: on verra, fi l'on
compare les fiécles paffés & le préfent, & qu'on ait quelque lecture
fur cette matiere, on verra, dis-je,
qu'il s'en faut bien que les fymptomes ayent diminué; qu'il y a de certains fujets chez lefquels ils font
auffi fâcheux qu'ils pouvoient l'être

autrefois, & qu'il n'y a de différence qu'entre le plus ou le moins de
personnes qui en sont attaquées.

Cependant sur cette premiere
assertion que les accidens de la maladie vénérienne sont moins violens
qu'ils ne l'étoient dans les siécles
passés, on a cru pouvoir prononcer
qu'elle étoit sur son déclin, & qu'il
viendroit un tems qu'elle seroit entiérement abolie. Les voluptueux du
siécle présent envient peut-être cet
oracle si consolant à la postérité ga-
lante ; cet âge d'or de Venus, ou
selon l'expression du Médecin la
Mettrie, le cours de la vie ne sera
plus qu'un tissu de délices, où l'on
pourra lâcher la bride à son penchant, & sacrifier sur tous les au-
tels de l'amour, sans rien risquer dans les excès de son cul-
te.

Mais qu'on cesse de regretter ce
tems à venir, il y a bien de l'apparence qu'il n'est qu'imaginaire. Si
l'origine de la Vérole remonte si

loin, du moins par rapport aux Habitans du nouveau monde, de qui l'on prétend qu'elle nous vient, **on** ne peut guère se flatter qu'elle ne s'étende point jusqu'à la derniere postérité. Il y aura toujours des femmes vulgivagues, pour emprunter encore le terme de l'Auteur précédent, des femmes livrées à des prostitutions publiques & mercenaires, qui perpétueront le régne du virus, & le transmettront aux siécles les plus reculés. Nos descendans ne seront pas plus heureux que nous ; ils hériteront de nos penchans & de nos miseres, & peut-être leur sort empirera-t-il comme leur imprudence & leur corruption, *ætas parentum pejor avis tulit nos nequiores mox daturos progeniem vitiosiorem.* Au reste qu'on ne se fasse point illusion sur son état, après qu'on aura couru les risques de la maladie dont il s'agit.

Tous les Auteurs conviennent que c'est un Prothée qui se déguise fous mille formes différentes , qui prend le mafque de diverfes autres maladies, & trompe fouvent le malade fous de fauffes apparences , en mettant auffi en défaut la fagacité des perfonnes de l'art. Ainfi quand on éprouve certains accidens qui réfiftent opiniâtrement aux fecours appropriés , fi l'on fe rappelle quelque commerce fufpect , quelques fymptomes vénériens négligés ou mal guéris, on eft affez fondé à croire que les maux que l'on reffent, ont toute une autre caufe que celle qu'on s'eft d'abord imaginée, qu'on ne doit l'attribuer qu'à un virus caché , & qu'ils ne peuvent être détruits que par les remédes antivénériens.

On ne doit pas non plus fe flater d'être en fûreté, lorfqu'après une cure équivoque, hazardeufe ou précipitée d'une Gonorrhée virulente, on n'éprouve depuis long-tems aucune incomodité marquée au coin des maladies vénériennes; ce calme eſt plus dangereux qu'on nè penſe ; le mal croupit quelquefois dix, vingt ou trente ans dans quelque partie organique, pour ſe déclarer enſuite avec fureur dans le tems qu'on y penſe le moins. Plus le virus ſéjourne dans le corps, plus il y acquiert de force & de malignité, & à meſure que l'on avance en âge le tempérament s'affoiblit, le ſang s'appauvrit, & la nature eſt moins propre à chaſſer un hôte ſi nuiſible, & à ſeconder les efforts de l'art. Et que peuvent opérer les remédes dans un vieillard caduc & épuiſé, dans un corps généralement infecté & corrompu, dont tous les ſucs ſont, pour ainſi dire, un compoſé de virus ? Comment les adminiſtrer à un malade qui, pour lui avoir laiſſé trop gagner de tems, a la poitrine, ou quelque autre viſcere extrêmement débilité, eſt menacé de conſomption, ou a déja même ces parties ulcérées ?Mais peut-on trop blâmer l'imprudence, ou plutôt

tôt la cruauté de ceux qui, n'étant
pas affez fûrs de leur état pour fe
croire abfolument exems de virus,
ne craignent point d'expofer une
femme chafte ou une fille faine à en
contracter l'infection. Quelles fuites funeftes ne peut-il pas réfulter
de leurs approches fatales? des enfans rachitiques, cacochimes, mal-
fains & vérolés, tels que ces mal-
heureufes victimes de la lubricité
de leur pere, ces créatures man-
quées & contrefaites qu'on voit
ramper triftement dans nos rues, ne
réclament-ils pas contre cet excès
d'injuftice & de barbarie? quel fpec-
tacle pour les parens de voir dans
le fein de leur famille ces témoi-
gnages vivans qui dépofent contre
la débauche de leurs auteurs? quelle honte & quelle mortification
fenfible pour ceux qui ne leur ont
donné l'être que pour leur faire haïr
leur exiftence, & maudire le fang
à qui ils la doivent! & pour ces
jeunes filles dont la tendreffe eft fi

triſtement récompenſée, à quoi ne les expoſe point un pareil malheur? La honte, la crainte de leurs parens, les reſſources qui leur manquent quelquefois pour ſe faire traiter, le ſoin de leur réputation leur feront long-tems cacher le germe dange-reux qui couve dans leur ſang; peut-être ne déclareront-elles jamais leur état qui, empirant peu-à-peu, les moiſſonnera dans leur prin-tems, & les fera périr tout d'un coup d'une mort également hon-teuſe & cruelle; ou ſi leurs parens les forcent de prendre d'autres en-gagemens, & d'épouſer un homme réglé dans ſes mœurs & ſa condui-te, le premier fruit de leur mariage ſera le fruit amer de leurs amours furtifs, & deviendra dans le ména-ge une ſource d'opprobres & de diviſions. Mais ne renouvellons point des plaies qui ne ſont que trop réel-les dans la plûpart des familles; ti-rons le rideau ſur des objets ſi déſa-gréables, & qu'il ſuffiſe de ce que

je viens de dire pour faire fentir aux
perfonnes qui ont intérêt à ce que
j'écris , combien il eft important
pour elles de s'épargner tant de fujets de chagrins , & de fonger fé-
rieufement à affurer leur fanté , en
recourant promptement aux fecours dont elles ont befoin.

C'eft un axiome fort connu dans
l'art de guérir, qu'il faut combattre le mal dès le commencement ,
principiis obfta , &c.

Mais quoiqu'on ait différé long-
tems à chercher les remédes, il ne
faut pas pourtant le juger incurable, & fe laiffer aller à tout événement. Il eft des reffources que la
Providence ménage pour les plus
grands maux, & qui font le fruit
du travail & de l'expérience : ces
maux font fouvent inguériffables,
plutôt par la faute des malades que
par une autre caufe ; c'eft toujours
le mieux quand on implore de bonne heure les fecours de l'art ; mais
il eft certain qu'il eft des cas que

l'on juge mal à propos défefpérés ;
ce préjugé vient quelquefois de l'effroi & du découragement des malades, ou de l'inexpérience de ceux
qui les traitent.

Quoi qu'on en puiffe dire, l'art
de guérir eft un art divin & fécond
en reffources ; mais il faut bien du
tems & du travail pour l'acquérir. Il faut convenir cependant qu'il
y a des maladies beaucoup plus difficiles les unes que les autres, plus
dangereufes, plus longues & plus
opiniâtres, & l'on peut mettre dans
ce rang les Gonorrhées virulentes
que le vulgaire regarde ordinairement comme une bagatelle, & qualifie imprudemment du nom de galanterie. On fçait néanmoins qu'elles
réfiftent quelquefois à tous les remédes & à toutes les méthodes qui
font le plus en ufage, & que quelques-uns les portent des années entieres, & même toute leur vie. Elles ne font donc pas un objet fi léger
qu'on le dit ordinairement.

Plufieurs Praticiens avouent même qu'ils aimeroient mieux avoir à
traiter une Vérole complette qu'u-
ne Gonorrhée. On en a vû qui com-
mençoient d'abord par l'ufage des
injections ou d'autres remédes aftringens pour l'arrêter, & qui en
venoient enfuite aux frictions mercurielles & à la falivation, ne dou-
tant point, comme il eft vrai, que
cette fupreffion de l'écoulement
n'établit dans le corps une véritable Vérole ; néanmoins il eft des
malades fi aveugles & fi ennemis,
d'eux - mêmes, que dès qu'ils
voyent le flux féminal arrêté, ils
s'imaginent être guéris, & ne fon-
gent plus à ufer d'autres remédes,
dans la perfuafion où ils font qu'ils
n'en ont plus befoin. Ce qu'on ne
croiroit pas, fi des Ecrits publics
ne le témoignoient, il fe trouve des
Auteurs qui propofent des aftringens pour fecours uniques, & qui
les vantent comme infaillibles, fans
qu'il foit befoin d'en employer d'au-

tres ; quelques-uns mêmes font un myftere de ces prétendus fpécifiques , & ils ont leur raifon pour cela.

Mais n'en déplaife à leur autorité , quelque refpectable qu'elle paroiffe , les effets ne démentent que trop fouvent de fi vaines promeffes , & les événemens qui en réfultent , ne tournent qu'au décri & au fcandale de la Médecine. Je l'ai dit , & je le répete encore , le grand point eft de chaffer le virus hors des organes où il a fon fiége , & de le détruire entiérement ; & comment peut-on fe flater d'y parvenir par l'ufage des aftringens ? en vérité , c'eft fe refufer aux notions les plus claires & les plus communes , & heurter directement les principes. Que deviendra ce virus que l'on enferme dans les réfervoirs où il s'eft logé ? quelle voie lui reftera-t-il pour fortir du corps ? efpere-t-on qu'il s'affoiblira & s'éteindra enfin de lui-même ? c'eft ne

point connoître sa nature & son activité. Cependant on convient en
général que lorsqu'il s'est établi en
quelque endroit, il faut tout employer pour l'abolir, de sorte qu'il
n'en reste pas une seule particule,
sans quoi ce seroit une étincelle qui
produiroit bientôt un nouvel em-
brasement ; de - là ces salivations
abondantes que l'on procure aux
malades, jusqu'au point de tarir
presqu'entiérement les graisses, &
les huiles, où l'on prétend que se
loge plus particuliérement le ferment vérolique. Comment donc
concilier les idées des Praticiens ?

Quand on fait réflexion sur tant
de contradictions & d'oppositions
de sentimens dans plusieurs autres
objets de la pratique, on comprend combien il est difficile de
bien choisir, ou de prendre un
juste parti, à ceux qui ne se réglent
que sur les conseils & la méthode
des Auteurs, & qui n'ont pas encore acquis assez de lumiere par

B iv *

leur propre expérience, pour abandonner les routes vulgaires, la plûpart fautives ou dangereuses. La
maxime la plus ordinaire est qu'il
faut imiter la nature; mais si on étoit
fidèle à suivre cette régle, on feroit
beaucoup moins de fautes, on mar-
cheroit à pas plus sûrs & plus fer-
mes, & on ne s'égareroit que très-
rarement. Les moyens de la nature
font toujours simples; mais l'art dé-
daigne quelquefois d'être son rival,
on veut se distinguer par le merveil-
leux, par l'extraordinaire, & on
donne dans l'erreur & l'absurdité. La
nouveauté est toujours en droit de
plaire. Les malades font toujours
impatiens, ils veulent que l'on soit
expéditif, & quiconque est le plus
prompt dans le traitement, leur
paroît souvent le plus habile, sans
faire attention que les cures hâti-
ves font toujours les plus suspectes,
sur-tout dans la maladie dont il s'a-
git, où l'on ne sçauroit trop prendre de précautions pour en détruire

la caufe, le virus n'étant pas d'une nature à fortir du corps auffi promptement qu'il y eft entré. Quelqu'un a dit que les maladies venoient à cheval & s'en retournoient à pied : ce proverbe eft plus certain dans le cas dont il s'agit que dans tout autre ; l'activité du virus fait qu'il eft reçu avec beaucoup de promptitude & de facilité ; mais cette même activité fait auffi qu'il ne s'évacue entiérement qu'avec beaucoup de peine ; c'eft par-là qu'il gagne du chemin, & qu'il s'infinue bientôt dans toute la maffe des fluides, fi l'on n'a foin d'arrêter fes progrès.

Une maladie d'une conféquence auffi férieufe qu'eft la Gonorrhée virulente, ne peut être traitée avec trop de circonfpection & de ménagement ; elle exige beaucoup d'art & d'expérience de la part de ceux qui l'entreprennent, & on ne fçauroit trop fe tenir fur fes gardes contre les méthodes ufitées ; je les ai décrites en peu de mots dans ce Traité, pour que les malades fuſſent à portée de voir leur différence, & de juger de la confiance qu'on doit y avoir, s'ils ſe ſont acquis quelques connoiſſances ſur ces ſortes de matieres. Pour ce qui eſt des ſpécifiques dont les annonces courent le monde, & ſont affichées en mille endroits, on ne doit guère les regarder que comme un leurre que tend l'avidité du gain à la crédulité du Public. Ce qu'il y a de plus ſingulier, c'eſt de voir la confiance que s'attirent la plûpart de ces Empyriques, & la vogue qu'ils ont dans le monde. Quelques-uns d'entre eux, pour ne pas dire tous, n'ont pas les moindres principes, la moindre teinture de Chirurgie, ils n'ont aucune connoiſſance des tempéramens, des égards qu'il faut avoir à la différence des ſexes, de l'âge, des lieux & des ſaiſons, aucune vue diſtincte, aucune notion ſur la qualité, la vertu & la doſe des remédes ; ils n'ont tout au plus

qu'une méthode générale & une
formule univerfelle , qu'ils appli-
quent indifféremment à toutes fortes
de perfonnes ; mais parce que le hazard a voulu qu'ils ayent eu quelque
apparence de fuccès en certains
cas , ils fe font des Partifans qui les
vantent par-tout avec emphafe , &
il n'en faut pas plus pour les ériger
en habiles hommes. Cependant ils fe
démentent dans la fuite : quelques
malades mêmes font la victime de
ces remédes téméraires ; mais la réputation de ces Charlatans eft faite ,
on n'en revient point ; on s'éleve
contre leurs contradicteurs ; on eft
dupe & on veut l'être. Cette réuffite
enhardit un grand nombre d'autres
rivaux qui fe mettent auffi bientôt
fur les rangs ; la nouveauté féduit ,
on y court, & cela ne finit point ;
la foule en eft fi prodigieufe que les
malades héfitent long-tems pour fe
déterminer , ils ne fçavent à qui
donner la pomme ; c'eft par-tout la

B vj

même facilité, la même promptitude à guérir; on n'eſt point obligé à garder la chambre, ni d'interrompre ſes occupations, on dort, on boit, on mange comme à l'ordinaire, point de mercure dans les remédes, ils ſont doux, agréables, ſans amertume, & operent ſans nulle violence; ces promeſſes ſont trop flateuſes, pour n'être pas ſéduiſantes, mais l'effet y repond-il ? c'eſt ce dont nous ne conviendrons pas aſſurément.

L'étude longue & ſérieuſe que j'ai toujours faite de la maladie qui fait l'objet de ce Traité, l'expérience que je me ſuis acquiſe dans les effets des remédes, & les ſuccès que j'ai eus dans l'application, m'ont engagé à offrir des ſecours que je crois ſûrs & efficaces, & les ſeuls qui puiſſent opérer une guériſon radicale, & mettre à couvert pour toujours des ſuites fâcheuſes qu'on auroit à craindre d'un virus

mal éteint, ou des accidens qui fuc-
cédent quelquefois aux méthodes
ordinaires. Si je jouis de quelque
confidération dans le monde, & de
l'eftime des honnêtes gens, on fent
bien que je m'expoferois à me montrer indigne de cet avantage, & à
le perdre pour toujours, en imitant
ces Empyriques contre lefquels je
me déclare fi fortement, & en pro-
pofant une méthode particuliere,
dont les mauvais effets pourroient
tourner à ma honte & à ma confu-
fion. Fondé comme je fuis, je n'ai
point à redouter un revefs fi morti-
fiant; les engagemens que je prends
avec le Public, je fuis sûr de les
remplir, pourvû qu'on fe foumette
exactement à ma maniere de traiter,
qui n'eft ni violente ni défagréable;
l'événement fçaura juftifier mes promeffes.

Au refte je ne me propofe que
l'avantage d'être utile à ma Patrie,
& de concourir en général au bien

de l'humanité ; & s'il se trouve des personnes qui ne veuillent pas profiter de mes offres , j'espere du moins qu'elles m'en sçauront gré, en faveur de mon zèle & de mon désintéressement.

Pour ce qui est du plan de ce petit traité , je m'y suis pris de la maniere qui m'a parû la plus claire, & la plus simple, persuadé qu'on ne pouvoit trop se rendre intelligible dans tous les écrits que l'on met sous les yeux du public, qui ne doit point péner dans une lecture, mais appercevoir sans effort des idées nettes & distinctes ; sans quoi il pourroit se dégouter & avoir affez mauvaise opinion de l'Auteur. On voit quantité d'Ouvrages où il régne une confusion & un défordre qui ne peut produire qu'un très - mauvais effet. La plûpart des livres qui traitent de la maladie en question , font dans le cas dont je parle. Quelque Sçavans & bien raisonnés qu'ils

foient, il ne me paroît pas que l'ordre y foit bien obfervé. On y
trouve quantité de fubdivifions,
qui loin d'éclaircir les matieres, les embrouillent, & tra-
vaillent le lecteur. D'autres fe
perdent dans de longues digref-
fions, qui font oublier le fil du
difcours, de forte qu'avant qu'elles
foient finies, on a perdu de vûe
l'objet principal. Vercelloni dit
quelquefois d'affez bonnes chofes, mais il parle toujours trop,
& un excès d'érudition prodigué
affez mal à propos, entrecoupe
fon livre; outre qu'il revient fouvent aux mêmes articles après les
avoir entamés long-tems auparavant. J'ai tâché de me mettre à
couvert de ce reproche en trai-
tant chaque objet féparément, &
en l'épuifant tout d'un coup pour
n'y point revenir.

J'ai commencé, 1°. par les caufes de la Gonorrhée virulente, par
la defcription des parties qu'elle

affecte dans les hommes, & des symptômes qu'elle occasionne. 2°. Je parle des différentes especes de Gonorrhées virulentes , des simples, des compliquées, de leurs causes , des siéges de cette maladie, de la différence qui s'y trouve par rapport aux causes prochaines, & à la nature de l'inflammation, des Gonorrhées séches, & de la bâtarde.

3°. J'expose le Diagnostic de la Gonorrhée virulente, soit par rapport aux différens siéges qu'elles peut occuper, soit par rapport aux causes prochaines, & aux différentes especes d'imflammation.

Le Prognostic de cette maladie eu égard aux siéges où elle peut s'établir, aux suites qu'elle peut avoir, à la maniere dont elle se termine, au tempérament, à l'âge, & aux dispositions des humeurs.

4°. Je traite de la Gonorrhée virulente des femmes, de sa cause efficiente, de ses symptômes, & des signes diagnostics & prognostics.

5°. Je donne un abrégé des méthodes ordinaires qu'on employe pour traiter la Gonorrhée virulente, des méthodes particulieres de différens Auteurs, toutes insuffisantes ou dangereuses, & des préservatifs prétendus de cette maladie.

6°. Je parle des accidens qui surviennent quelquefois à la Gonorrhée virulente, du flux involontaire de semence ou Gonorrhée habituelle, de ses causes, ses dangers & ses suites, & de celui qui arrive aux femmes.

7°. J'ajoute mes réflexions particulieres sur ce qui a été dit dans les Chapitres précédens, sur l'inutilité des traitemens ordinaires, & des méthodes des Auteurs que j'ai cités ; sur la certitude que le mal n'est point guéri dès qu'il reste un

écoulement ; fur la caufe véritable de cet écoulement, & de certaines fleurs blanches dont on fe
déguife la nature.

8°. Enfin je donne un petit re-
cueil d'obfervations différentes,
pour fervir de preuves à tout ce
que j'ai avancé, tant par rapport
aux méthodes ordinaires, qu'à celle qui m'eft particuliere.

Tel eft l'ordre & le plan que je
me fuis propofé dans cet Ouvrage, & que je crois avoir exactement fuivis. Je crois que l'on me
tiendra quelque compte de la net-
teté & de l'arrangement que j'ai
mis dans les matieres. Il me refte à
fouhaiter que le public l'accueille
favorablement ; j'ofe l'efpérer puifque je ne me fuis propofé que fon
avantage ; & je me flatte que le fuccès répondant parfaitement à mes
vûes, en fera convaincu de l'u-
tilité de mon travail, & de la fûreté d'une méthode jufqu'ici in-

connue, & éprouvée par nombre d'expériences fuivies qui ne
me laiffent plus aucun doute fur
fon efficacité.

TABLE
DES CHAPITRES
Contenus dans ce Traité.

page

CHAPITRE I.

CHAPITRE II.   27

CHAPITRE VI. 106

CHAPITRE VII.

****

DESCRIPTION

DU SPECULUM VAGINÆ.

C'Est le nom que nous avons crû pouvoir donner à l'Instrument que l'on voit représenté à la page suivante. Il est d'un grand secours pour examiner les parties naturelles d'une femme, quand il s'agit de pouvoir distinguer au juste la Gonorrhée des Fleurs blanches. La plupart, comme je l'ai dit dans le cours de cet Ouvrage, n'osent avouer la cause d'un flux véritablement Vénérien, & se le déguisent souvent sous le nom spécieux de Fleurs blanches, d'écoulement limphatique, de pertes en blanc. Il se peut faire que le Virus n'y soit pour rien ; mais il ne faut pas toujours les en croire sur leur parole, & quand on a quelque doute fondé, il est bon d'en venir à l'examen si elles veulent bien s'y soumettre. Pour y procéder exactement, & tirer les éclaircissemens dont on a besoin ; il faut faire mettre la Malade dans une situation convenable, lui injecter deux ou trois fois quelques décoctions tiédes pour bien laver le Vagin. Si après ce bain les parties ne fournissent plus de matiere, on peut assurer que l'écoulement précédent n'étoit que des Fleurs blanches. Mais si nonobstant les lotions bien faites, & plusieurs fois réitérées, on trouve encore quelque liqueur un instant après, c'est une marque infaillible que le mal est d'un caractere virulent. Pour s'en affurer mieux, on dilate le Vagin avec l'Inftrument repréfenté ci-après, Fig. premiere, & l'on introduit le doigt pour trouver l'endroit où eft l'ulcere. Si ces ulceres ne font pas affez en devant pour frapper la vûe, ou que le doigt ne puiffe pas les découvrir alors on fait ufage de la fpatule creufe ci-deffous gravée, Fig. 2 pour y atteindre plus aifément. Le pus qu'on en retire en appuyant légerement contre l'ulcere, ne laiffe aucun doute fur le caractere de la Maladie. On prend alors les indications néceffaires pour le traitement qui doit être le même que pour la Gonorrhée, puifque ç'en eft une véritable ; & la guérifon qui la fuivra, prouvera bien que ce n'étoient point des Fleurs blanches, qui fe traitent tout différemment.

EXPLICATIONS

des deux Figures fuivantes.

FIGURE PREMIFRE.

AA. Efpece de bec long de 4 pouces, creux en forme de goutiere, & qu'on infinue dans le Vagin.

BB. Branches de l'Inftrument qui fe trouve de la largeur d'environ 2 pouces en ferrant le manche. CC.

D. Reffort qui tient l'Inftrument fermé.

FIGURE II.

E. Efpèce de fpatule creufe pour reconnoître ce qui fournit l'écoulement.

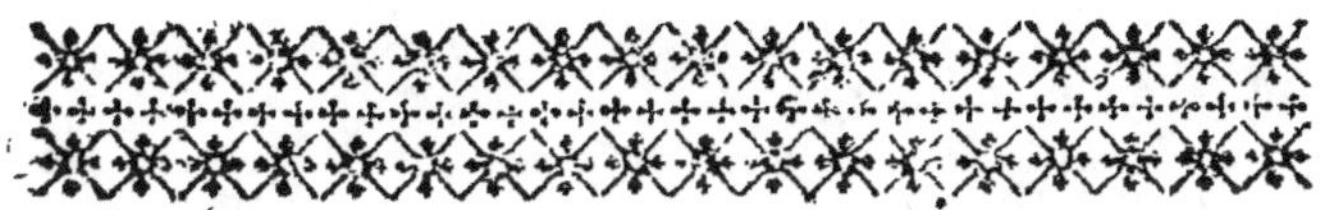

LISTE

*Des Auteurs cités ou employés
dans ce Traité.*

ALBERT LE GRAND.
ALBERTI.
ASTRUC.
BAGLIVI.
BARTHOLIN. (Thomas)
BLANCARD.
CARDAN.
CELSE.
COCKBURNE.
COL DE VILLARS.
COWPER.
HERMAN. (Paul)
HIPPOCRATE.
HOFFMAN. (Frederic)
LISTER.
LITTRE.
MASSON.

MAYERNE.
MUSITAN.
PALFIN.
PLINE.
SYDENHAM.
UÇAI.
VERCELLONI.

TRAITÉ

DE LA

GONORRHÉE

VIRULENTE.

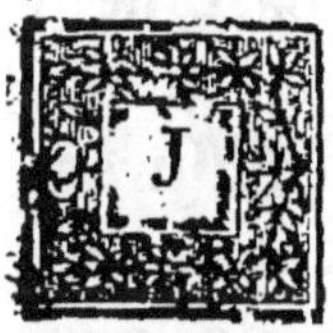

E ne m'amuserai point ici à établir aucun systême particulier sur l'origine de la Vérole en général, ou de la Gonorrhée Virulente qui en est une espèce. Parmi les différens Auteurs qui ont écrit de cette maladie, les uns la font remonter jusqu'aux premiers siécles du monde, & prétendent qu'elle commença à regner depuis que les hommes se furent abandonnés aux dereglemens d'un amour vague & brutal. On croit avoir trouvé la description de cette contagion bien

A

détaillée dans les Œuvres d'Hippocrate.
D'autres assignent son origine à la découverte du nouveau Monde, & la regardent comme un des fruits des con-
quêtes des Espagnols qui la communi-
querent aux Italiens & aux François en
l'année 1439, lorsque Charles VIII Roi
de France, avoit son armée devant Naples. Ce système supposeroit toujours
qu'elle est fort ancienne, du moins par
rapport à cette partie du monde qui n'a-
voit point été découverte. Car quelques-
uns prétendent qu'elle est endémique
dans cette région. Quant aux causes
particulières auxquelles les Auteurs attribuent son origine, elles me paroissent
déstituées de fondement, pour ne pas
dire ridicules. Il en est qui assurent
qu'elle a été contractée par un commerce
abominable des hommes avec de gros
Singes, qu'ils regardent comme les an-
ciens Satyres. D'autres disent qu'elle a
pris naissance dans l'Europe par l'avarice
de quelques Vivandiers qui durant la
guerre de Naples entre Alphonse V &
Jean fils de René d'Anjou, les vivres
ayant manqué aux deux armées, leur
vendirent de la chair humaine pour du
Thon, & que c'est une pareille nourri-

ture qui rend la Vérole si commune parmi les Habitans des Antilles, qui font Antropophages. Il y a des Auteurs qui prétendent que cette Maladie peut se former du mélange de plusieurs semences saines dans le vagin d'une fille qui ne seroit point infectée de ce mal. Tel est en particulier Uçay, qui dit expressément qu'une fille pucelle qui auroit à faire à six hommes qui n'auroient jamais eu commerce avec aucunes femmes, ne laisseroit pas de contracter cette maladie par la corruption de toutes ces semences, en supposant que la fille les retint dans le vagin. Si on admettoit ce système, il seroit inutile d'aller chercher, ni dans les tems ni dans les pays éloignés la cause qui produit la Gonorrhée. Je ne prendrai aucun parti sur ces différens sentimens, plus curieux qu'utiles & tous fort incertains, ou fondés seulement sur des conjectures. D'ailleurs il importe peu aux malades qu'on agite ces sortes de questions; c'est pour eux seulement que j'écris, & il s'agit moins de les instruire que de les guérir. Le mal existe; le grand objet est de le détruire, & c'est l'unique que je me propose dans cet ouvrage.

A ij

CHAPITRE PREMIER.

De la Gonorrhée Virulente.

LA Gonorrhée Virulence est un écoulement de matiére sanieuse qui fort de la verge par le canal de l'urethre, ou du vagin par la vulve, quelque tems après un congrès impur, & qui est occasionné par l'infection de l'un ou l'autre sexe. Les particules vénériennes qui se détachent des chancres ou des ulcères qui se trouvent dans les parties naturelles d'un homme ou d'une femme, s'insinuent dans celles de la personne saine, déchirent & rongent par leurs sels corrosifs les lieux par où elles passent, interrompent & pervertissent le cours & la distribution des sucs nourriciers, causent l'inflammation, & produisent de petits ulcères qui, lorsqu'ils se forment dans l'intérieur de l'urethre d'un homme ou dans les réservoirs du vagin, fournissent une sanie qui prend diverses couleurs à mesure que le mal augmente.

Le Vulgaire & quelques Chirurgiens nomment cet écoulement *chaudepisse;*

d'autres affurent, mais fans fondement, que la matiére qui coule dans cette Maladie, n'eft qu'une femence corrompue, qui par fon développement corrompt auffi les parties qu'elle touche; d'autres enfin s'imaginent que cet écoulement n'eft fimplement qu'une humeur gluante & épaiffie contre nature après qu'elle s'eft échappée des parties de l'un ou de l'autre fexe. Je ne m'arrêterai point à réfuter ces opinions; pour peu qu'on connoiffe le méchanifme des parties de la génération dans les deux fexes, & la nature & les effets du virus, on fentira tout le ridicule de ces fentimens. Il en eft de même des idées de ceux qui confondent l'écoulement virulent avec le flux purement féminal ou limphatique, & ne mettent aucune diftinction entre ces trois maladies, quoiqu'elles aient des caufes & des fignes tout différens & fouvent oppofés. Pour ce qui eft de l'écoulement virulent, c'eft fort mal à propos qu'on l'appelle chaudepiffe; puifqu'à prendre ce terme dans toute fa fignification, il défigne fimplement cette ardeur & cette cuifon que reffentent les malades en urinant, & qui n'eft qu'un accident qui dépend entiérement de l'écoulment vénérien. A iij

La cause efficiente de cette Maladie, est la même que celle de la Vérole ; c'est un virus volatil, corrosif & contagieux qui s'étant introduit dans les parties naturelles de la femme, se communiquent à celles de l'homme dans l'acte vénérien, & peut de même être communiqué à des femmes saines par celui qui en aura été infecté dans un commerce impur.

Un Auteur Anglois a prouvé que le virus vénérien est acide & corrosif, puisqu'il produit les mêmes effets qui sont ordinaires aux acides. Ce même Auteur à expérimenté que le virus donne une couleur de cuivre au suc du tourne-sol, & change en un rouge clair la teinture de violettes. On sçait d'ailleurs qu'il épaissit les humeurs, qu'il côagule la limphe, qu'il produit des engorgemens dans les glandes, des nodus, des chancres & des ulcères dont les bords sont durs & calleux, & c'est le propre des acides de produire les mêmes phénomenes.

Sa volatilité se fait connoître par la promptitude de ses effets, & par cette activité qui en rend souvent la communication si facile.

Enfin on ne peut douter que ce virus

ne soit d'une qualité corrosive : la preuve
en est établie par les effets les plus sensibles ; car outre la douleur qu'il cause
dans la Gonorrhée, il produit encore des
ulcères & des chancres. On entend souvent dire à de jeunes gens qui ont la Gonorrhée, qu'ils l'ont prise avec des femmes qui n'avoient jamais eu de foiblesses
que pour eux, & de la vertu desquelles
ils pourroient répondre ; d'autres disent
qu'ils n'ont ce mal que pour avoir habité
dans le tems des régles avec une fille nullement suspecte de tout autre commerce
de galanterie, & ils en sont d'autant
plus persuadés, qu'ils ont pû lire dans
Cardan, dans le livre de *Secretis Mulie-*
rum, d'Albert le Grand, ou dans Pline,
tous les contes que ces Auteurs débitent
sur la qualité funeste du sang menstruel,
dont la vapeur, selon eux, imprime sur
les miroirs des taches ineffaçables, &
fait tourner les liqueurs, & qui tombant
sur la terre fait sécher les plantes, &
cause la rage aux chiens qui en mangent :
outre que l'authorité de l'Ecriture Sainte
semble prouver la malignité de cet écoulement en déclarant immondes les femmes qui étoient dans leur tems périodique.

L'erreur des uns & des autres est un effet de leur prévention. Les femmes ne font que trop fçavantes dans l'art de tromper ; & plus on aime, plus on a de crédulité ; mais il est constant que fi elles font faines, elles ne pourront jamais communiquer de mal vénérien ; & fi leurs régles occafionnent quelques accidens, ce ne fera jamais que des incommodités legeres qui paffent aifément par peu de remédes, & non des accidens virulens. Il en est de même des fleurs blanches qui font quelquefois fi âcres qu'elles excorient les levres de la vulve, & peuvent produire le même effet fur la verge fans qu'on puiffe le regarder comme vénérien, fi ce flux n'est point accompagné du virus qui feul conftitue la Gonorrhée.

Venons maintenant à la maniére dont la Gonorrhée fe prend dans les hommes.

Sydenham prétend que le virus pénétre d'abord la fubftance charnue de la verge, qu'il y caufe enfuite une inflammation & des ulcères qui fourniffent cette matiére purulente que l'on voit couler de l'urethre ; & cette opinion lui paroît d'autant plus fondée, qu'il a vû, dit-il, fuinter une matiére toute femblable par les ports du gland, & non par l'urethre, & fans même

que le gland ou le prépuce fuſſent ulcè-
rés ; mais ce n'eſt pas ainſi que ſe forme
la Gonorrhée ordinaire ; celle dont parle
cet Auteur eſt une eſpèce de chaude-
piſſe particulière comme nous le dirons
dans la ſuite , & ſon opinion eſt rejettée
de tous ceux qui ont traité de cette Maladie. Il eſt certain que le virus s'inſinue
d'abord dans l'urethre qui eſt la voye la
plus libre & la plus ouverte , & qui lui
donne paſſage dans tous les lieux où il
exerce ſes ravages. La chaleur & les frottemens du congrès exaltant les vapeurs
vénériennes qui ſe trouvent dans un vagin infecté , l'urethre les attire avec plus
ou moins de force , & ſelon que le conduit eſt plus ou moins ouvert. Les miaſ-
mes de ces vapeurs ſe mêlant avec le ſuc
nourricier de cette partie , & attaquant
les véſicules ſéminaires & toutes les glandes qui ſe trouvent dans le canal , altérent
& changent la nature de ces liqueurs
qui ſortent de l'urethre en forme de ſanie,
& cauſent une inflammation dans toute
ſon étendue.

Les femmes ſont plus heureuſes que
les hommes à cet égard. Si elles leur
donnent ſi facilement la Gonorrhée , elles

font elles-mêmes beaucoup moins sujettes à la gagner, & la raison en est
claire. Si, comme nous venons de le dire,
les hommes reçoivent par l'urethre le virus qui cause cette Maladie, on conçoit
aisément que dès qu'une fois il est entré
dans un canal aussi étroit, il ne peut plus
guère s'échapper; au lieu que le vagin
étant infiniment plus large, il en peut
sortir facilement ainsi que la semence de
l'homme qui n'y reste pas ordinairement
après qu'elle y a été reçue, parce que les
parois de ce canal se rapprochant dès que
la verge en est sortie, poussent les liqueurs au dehors; outre qu'étant enduits
d'une humeur mucilagineuse, cette matiére grasse & onctueuse enveloppe les
sels virulens, émousse leur acrimonie,
& peut les entraîner avec elle en sortant
du vagin, si elle est en une certaine
quantité. Cependant ces avantages particuliers ne mettent pas toujours les femmes à couvert des impressions du virus;
soit qu'il y ait dans leurs humeurs une
certaine disposition qui l'attire, soit
qu'elles soient négligentes à laver les
parties où les liqueurs deviennent âcres
par la chaleur & par leur séjour, & par
conséquent plus propres à recevoir les

miasmes vénériens ; soit qu'elles n'ayent pas la précaution de s'essuyer après le déduit.

Les femmes publiques en Italie, & sur-tout à Naples ne manquent jamais de se laver avant & après le congrès, ce qui empêche que dans ce pays là le mal ne se communique aussi aisément qu'ailleurs, quoiqu'il y ait peu de Villes où ces sortes de femmes soient plus fréquentées, & où il y en ait un si grand nombre. On en comptoit, dit-on, dans le tems que le Roi Regnant prît possession de ce Royaume jusqu'à 11000 de bien connues, sans parler d'une infinité d'autres qui sous divers prétextes exerçoient la même profession.

Quoiqu'il en soit, les femmes prennent la Gonorrhée de la même manière que les hommes. Dans l'ardeur du coït toutes les parties du vagin se tumusient & se roidissent ainsi que la verge; les ports sont plus ouverts, les conduits plus dilatés, & la chaleur causée par les frottemens réiterés donne au virus toute son activité. Il pénétre les glandes, les enflâme, y cause des ulcères & produit la Gonorrhée. Il faut avouer cependant qu'une femme peut gagner ce mal sans que la verge ait été absolument intro-

duite dans le vagin , & que l'action ait
été complette ; il suffit que le gland
d'un homme infecté touche l'entrée de
ce canal , ou quelqu'unes de ses parties
qui se présentent à l'extérieur , ou qu'elles soient arrosées de la semence qui
porte avec elle des corpuscules véroliques , ou qu'elles soient souillées du pus
d'une Gonorrhée . ou de quelque chan-
cre qui aura son siége sur le gland ou sur
le prépuce.

La maladie ne se déclare pas ordinairement immédiatement d'abord après le
conflit amoureux. Quelquefois cependant
elle paroît le lendemain; mais plus communément le quatriéme, le huitiéme, ou le
douziéme jour. Cela dépend de différentes circonstances , comme de la qualité
du virus communiqué , de la disposition
particulière des humeurs , du tempéram-
ment , du climat , du régime ordinaire ,
& de l'ardeur plus ou moins vive que l'on
éprouve de part & d'autre dans le combat voluptueux.

Premiérement il est certain que plus
le virus est âcre & malin , plus il a acquis
de force par le tems , ou par l'acrimonie des humeurs qui l'ont reçu , plus il
est abondant & invétéré , plus aussi il se

communique facilement, & plus promptement il produit fes effets.

En fecond lieu plus les humeurs ont
d'analogie avec le poifon vénérien par
une qualité chaude, âcre, bilieufe ou
cacochime, plus elles l'attirent facilement, & plus elles hâtent fes ravages.

En troifiéme lieu on a obfervé que les
tempéramens phlegmatiques font moins
fujets à gagner le mal, ou qu'il s'y déclare
moins promptement ; parce qu'ils ont
moins de chaleur & d'acrimonie, &
qu'ils noyent pour ainfi dire le virus,
qui fe trouvant comme en un lieu étranger, demeure plus long-tems à fe dé-
ployer ; de forte que les perfonnes qui
font naturellement froides, qui ont les
vaiffeaux lâches & l'habitude du corps pi-
tuiteufe, couvent long-tems le germe vénérien avant qu'il puiffe éclore & fe manifefter à l'extérieur ; mais dans les tempéramens chauds, fon impreffion eft ordinairement prompte, & produit d'a-
bord fes effets.

D'un autre côté le climat du pays aide
beaucoup le virus à s'établir dans les
corps & à s'y manifefter promptement.

On croit qu'il a pris naiffance dans les
pays chauds ; & l'on fait que les peuples

du Nord y font moins fujets que les Na-
tions Méridionales chez lefquelles il exerce fon empire avec fureur. Ainfi la chaleur dela faifon ou du pays que l'on habite
caufant plus d'effervefcence dans le fang, &
plus de volatilité dans les particules vénériennes, doit concourir à la promptitude
de leur communication & de leurs effets.

Le régime de vie contribue auffi beaucoup à l'accélération du mal. Ceux qui fe
nourriffent de mets & de ragoûts où il entre beaucoup d'affaifonnement, ont certainement le fang plus âcre, plus chaud, plus
enflâmé, & par conféquent les parties
de la génération plus fufceptibles des
impreffions du virus ; fur-tout s'ils boi-
vent beaucoup de vin & de liqueurs fortes : de forte qu'il n'eft pas étonnant fi
la maladie fe déclare plus promptement
chez eux que chez les perfonnes fobres
& moderées qui peuvent cependant courir les mêmes rifques, fi elles viennent à
fe livrer aux excès du vin & de la bonne
chere avant que d'entrer en lice avec
quelque fille fufpecte, ce qui fe pratique
ordinairement dans ces maifons de plai-
firs, où le premier facrifice eft prefque
toujours pour Bacchus ; car ces fortes
de femmes favent trop bien que ce préli-

minaire eſt d'un grand ſecours pour irriter l'aiguillon de la volupté *ſine Baccho & cerere friget Venus.*

Enfin il eſt ſûr que plus le ſentiment du plaiſir eſt vif, & que plus on reſſent d'ardeur & de tranſport dans l'action, plus on gagne promptement le mal, & plus on le met en état de ſe déclarer plûtôt. Le virus échauffé ſe volatiliſe, devient plus actif & plus pénétrant, & agit en plus grande quantité par les éjaculations fréquentes des humeurs que le plaiſir fait couler abondamment d'un vagin infecté, ou fait des impreſſions plus fortes & plus puiſſantes ſur les parties d'une femme ſaine en s'exhalant abondamment de la verge d'un homme gâté, le gonflement & la tenſion des parties de l'un & l'autre ſexe, dans ces momens de volupté, donnant plus d'ouverture aux pores, & par conſéquent une iſſue plus libre aux corpuſcules vénériens pour en ſortir, ou pour s'y introduire; c'eſt-à-dire, pour la communication réciproque du mal. Ainſi le virus étant reçu en une quantité & en un dégré d'activité conſidérables, produit ſon effet beaucoup plus vîte que lorſque le congrès a été moins ardent, moins paſſionné & moins voluptueux.

On peut ajoûter à toutes ces caufes une autre circonftance qui mérite quelque attention. Nous avons dit que le fang menftruel ne peut par lui-même produire un mal vénérien ; mais il en peut favorifer la communication & accélérer fes effets , peut-être en augmentant fa malignité, fi ce fang eft naturellement âcre ou participe de toute autre mauvaife qualité , ou en entraînant avec lui une plus grande quantité de corpufcules véroliques. C'eft pourquoi il peut très-bien arriver que lorfqu'on connoît une femme, ou un peu avant fes régles , ou dans le tems qu'elles coulent , où immédiatement après qu'elles ont ceffé , le mal fe communique avec plus de force & de rapidité , & produife fes effets plus promptement.

Au refte , ce que je dis par rapport à la Gonorrhée Virulente, doit s'appliquer en général à tous les autres fymptômes de la vérole qui fe déclarent plûtôt ou plus tard pour les raifons que nous venons de déduire.

La plûpart des malades, fur-tout ceux d'un certain rang , font naturellement curieux de connoître le mal dont ils font attaqués, foit qu'ils veuillent par-là acquérir des lumiéres sur le danger où ils se trouvent, ou s'assurer de l'efficacité de la méthode que l'on employe pour les guérir.

Il est juste de se prêter à leurs desirs, parce que, outre la satisfaction qu'on leur procure, on leur ouvre encore les yeux sur les suites funestes de la débauche qu'ils sont souvent plus portés à éviter après leur rétablissement ; ainsi dans le dessein que je me suis proposé, j'écris moins pour les Chirurgiens qui peuvent être bien instruits d'ailleurs, que pour donner aux malades quelques connoissances qui peuvent leur être utiles.

Quand on traite des Maladies de quelque partie du corps humain, il est nécessaire d'en comprendre la structure ; sans quoi il est facile de s'égarer, & d'induire les autres en erreur ; les connoissances dépendent les unes des autres, & s'entraident mutuellement. C'est la méthode que je me suis proposé de suivre comme étant d'un grand secours pour l'intelligence du Lecteur, & pour l'ordre & l'arrangement qui sont nécessaires dans tous les écrits, où on est plus jaloux d'instruire que d'affecter une vaine & sterile érudition. C'est pourquoi avant

que d'en venir à la déscription de la *Go-*
norrhée Virulente , je vais donner une
idée des parties qu'elle affecte , mais
d'une maniére abregée & précise.

La verge est presque toute composée
d'un tissu de cellules qui se gonflent en
se dilatant , quand l'imagination s'é-
chauffe par des images voluptueuses ou
aux approches du plaisir. Dans cet état
de tension causé par le sang , & les esprits animaux qui se sont portés rapide-
ment dans ces cellules , ainsi que l'eau
dans une éponge , leur tissu qui dans un
état de repos & d'affaissement , a plus
d'épaisseur & de consistence par le resserrement des fibres , devient infiniment
mince & délié. L'urethre qui prend naissance à l'extrêmité de la vessie , descend
contre l'anus l'espace d'un pouce & remonte ensuite en formant une petite
courbure , jusqu'à l'os pubis , où il s'attache avec la verge au ligament suspensoir qui la soutient , & de-là descend en
ligne droite jusqu'à son extrêmité antérieure qui est le gland.

D'abord il est fort étroit proche le
sphincter , il s'élargit ensuite , puis rede-
vient plus étroit quand il se trouve entre
les corps-songueux , & a moins de lar-

geur encore vers son extrêmité, si ce n'est dans le gland où sa dilatation forme une cavité que l'on appelle la fosse naviculaire. La longueur de ce canal varie selon l'âge & le sexe. Dans les hommes faits il est de la longueur de huit ou neuf travers de doigt, & quelquefois plus ; au lieu que dans les femmes à peine en a-t'il deux ; outre qu'il est plus large, moins sensible & plus susceptible de dilatation. On conçoit aisément par cette petite description pourquoi les effets du virus se déclarent dans cette partie d'une manière si différente que dans celles des femmes.

Quand le virus insinué dans cet organe y doit produire la Gonorrhée, le lendemain, ou deux ou trois jours après, quelquefois même huit ou douze, une grande démangeaison se fait sentir au bout du gland, avec une espèce de chatouillement, & quelque peu de chaleur causée par les irritations que font les sels virulens sur les fibres délicates de l'urethre, en commençant à se déclarer. Les glandes de ce canal, & leurs conduits excréteurs étant mis en contraction par ces irritations fréquentes, il s'en exprime une humeur claire & gluante qui distille

goute à goute, & paroît à son extrémité.
L'orifice de l'urethre est chaud & devient
plus rouge & plus dilaté qu'auparavant.
Quand on urine, on éprouve un chatouillement qu'on ne sentoit pas ordinairement ; qui d'abord ne fait point de mal,
mais qui peu à peu & à mesure que le
virus agit, devient plus vif & plus douloureux ; ensuite la violence du mal augmentant, la verge s'étend & se roidit
involontairement & avec douleur. On
voit couler des goûtes d'une humeur
épaisse ; on sent de la difficulté à uriner,
& une chaleur âcre & piquante dans tout
le canal ; symptômes qui vont toujours
en augmentant jusqu'au dernier période
de la maladie. Peu de jours après le mal
agit avec plus de force ; on sent de la
chaleur & de la douleur dans le périnée
& une grande cuison quand on urine.
La verge entre souvent en érection &
souffre comme si on la serroit fortement.
Quelquefois même elle se recourbe; l'humeur qui coule abondamment, est chaude, mordicante & moins épaisse qu'auparavant. Elle paroît quelquefois d'un
gris cendré, & comme du pus; quelquefois on y apperçoit des rayes ou des
filamens sanguins, changeant souvent

de couleur, & se teignant tantôt en jaune, tantôt en verd ; enfin ayant tous les caractères d'un véritable pus. C'est ce qui constitue l'état de la maladie ; ensuite de quoi la violence des symptômes commence à baisser ; la chaleur diminue ; le flux est moins âcre & moins abondant ; la matiére a plus de blancheur & de consistance ; bien-tôt il ne sort plus de l'urethre que quelques filamens limphatiques fort déliés, & qu'on voit flotter dans l'urine ; enfin la matiére se tarit totalement, & c'est la fin de la Gonorrhée.

Tâchons maintenant d'expliquer d'une manière claire & sensible les causes des différens symptômes que nous venons de décrire. Lorsque le virus introduit dans l'urethre a pénétré dans quelques parties que ce soit, il a bien-tôt communiqué sa virulence aux humeurs propres de ce canal. Ces humeurs s'alterent, s'échauffent, deviennent âcres, & irritent les fibres qui souffrant par-là de fréquentes contractions, dégorgent la matiére de la Gonorrhée qui devient de plus en plus liquide, & acquiert une couleur tirant sur le verd ; parce que la chaleur & la fermentation divisent ses parties onctueuses & sulphureuses, rompent le tissu, & leur font changer de disposition, ce qui l'a fait paroître sous cette couleur étrangère. L'irritation & les contractions fréquentes que souffrent les fibres des réservoirs où ces humeurs sont contenues, font une compression sur leurs vaisseaux sanguins, laquelle devenant un obstacle à la circulation, le sang apporté continuellement par les artères, s'accumule dans les veines ; & comme il n'a plus d'issue libre, il s'échauffe, & il en résulte une inflammation. Si cette inflammation s'augmente de plus en plus par l'abondance & le séjour du sang qui ne peut circuler, le diametre des vaisseaux capillaires qui sont les plus foibles, ne pouvant plus le contenir, & la dilatation surpassant leur force & leur ton naturel, il n'est pas étonnant qu'il s'en déchire quelques-uns, & que le sang extravasé se mêlant avec la matiére, elle paroisse tâchetée de quelques rayes ou filamens rouges, & devienne même entiérement sanguinolente, s'il y a un plus grand nombre de ces vaisseaux rompus, qui rendent l'extravasation plus considérable. Si l'inflammation est encore dans un dégré plus fort, &

qu'il y ait plus d'acrimonie dans le virus, il ronge les parties où il s'est attaché, & y forme des chancres & des ulcères, dont la sanie rend la matiere de la
Gonorrhée d'un gris cendré, & toute
semblable au pus. On comprend aisément
que l'inflammation de l'urethre cause une
tension dans ses fibres nerveuses, qui par-
là ressentent plus vivement les impressions de la matiere purulente, & de l'u-
rine dans son écoulement, & occasionnent une constriction dans ce canal, laquelle est augmentée par la compression
des corps caverneux qui sont enflammés
eux-mêmes. Ainsi il n'est pas étonnant
que les sels de la matiere virulente & de
l'urine l'irritant vivement, y fassent sentir une grande cuison & une ardeur mordicante. Il s'ensuit aussi que le diametre
de l'urethre étant diminué par sa constriction, l'urine ne peut couler que difficilement, & c'est ce qu'on appelle dysurie, simptôme ordinaire de la Gonorrhée;
& si c'est principalement à l'extrémité
de ce conduit qu'on éprouve de la douleur, c'est parce que les dernieres gouttes de l'urine qui s'arrêtent dans la fosse
naviculaire, situé en cet endroit-là, &
plus large que le reste du canal, piquot-

tent & irritent par leur chaleur & leur acrimonie les fibres de cette partie infiniment sensibles.

Quand les réservoirs de la semence sont enflammés, le perinée qui les touche, ne peut manquer de l'être aussi ; de-là vient qu'il est chaud, & qu'on y ressent de très-vives douleurs.

Si l'inflammation occupe toute la verge, & que l'urethre soit ulceré, les douleurs sont encore plus grandes, & l'irritation se communiquant en même tems au sphincter de la vessie, il se resserre, & ne rend qu'avec beaucoup de peine l'urine qui ne peut sortir que goutte à goutte, & sans qu'on fasse de grands efforts ; autre symptôme des plus fâcheux qui accompagne quelquefois la Gonorrhée, & qu'on appelle strangurie.

Les muscles érecteurs & accélérateurs de la verge, étant aussi gonflés par l'irritation qui leur est communiquée des autres parties que le virus enflamme, le principe des corps caverneux & les veines en sont comprimés. Les arteres qui restent libres, continuent d'apporter du sang ; mais les veines ne pouvant se désemplir, non plus que les corps caverneux, dans les cellules desquels il coulé

coule abondamment, on souffre des érections fréquentes qui gonflant & allon-
geant nécessairement l'urethre, causent des
douleurs très-vives & très cuisantes ; mais
l'inflammation de l'urethre ne lui per-
mettant pas de s'étendre ainsi que le
reste de la verge, elle est forcée de se re-
courber en bas, & souffre beaucoup dans
l'érection ; & dans cet état de violence
on sent un tiraillement semblable à celui
d'une corde qui tirant des deux extrémités, comme les crins d'un archet, change la direction de ce membre, & le force
à représenter une ligne courbe ; & c'est
là ce que l'on nomme proprement chaudepisse cordée. Mais si l'inflammation se
communique au ligament suspensoir qui
soutient la verge, & l'attache à l'os pubis, elle se courbera en un sens contraire,
& fera le crochet en haut, & s'il arrive
d'ailleurs que l'un des corps caverneux
soit enflammé, elle se recourbera du côté
de celui où est l'inflammation.

Enfin si le tissu spongieux de l'u-
rethre vient à participer lui-même de l'inflammation, on sentira une vive douleur,
& comme un resserrement violent dans
l'érection par la résistance que feront à
l'extension de la verge, les cellules mem-

B

braneuſes de ce tiſſu , leſquelles ne pourront s'y prêter qu'avec une peine extrême , & en faiſant beaucoup ſouffrir le malade.

Un état ſi triſte a de quoi épouvan-
ter les plus hardis ; mais ſi l'on eſt ſe-
couru à propos & avec toute l'habileté &
la prudence qu'exige le traitement, tous
ces ſymptômes diminuent peu à peu , &
le calme ſuccede enfin à l'orage.

L'inflammation baiſſe d'abord peu à
peu , & avec elle la chaleur & l'irritation des parties. La liqueur qui coule acquiert de plus en plus des qualités de bon
augure ; elle devient plus pure , plus con-
ſiſtente , moins jaune, moins âcre , moins
mordicante , & reſſemble enfin à une matiere purement ſéminale, qui eſt blanche,
& file entre les doigts. Les ulcéres étant
ſur le point de ſe cicatriſer, on voit flo-
ter dans l'urine qu'on a rendue , des filamens clairs & viſqueux , que l'on ne doit
regarder que comme la limphe nourriciere
qui travaille à retablir & conſolider les
parties ulcérées. Enfin l'inflammation
ceſſe totalement , les ulceres étant cica-
triſés , ne fourniſſent plus de matiere, l'é-
coulement eſt tari , & le malade eſt guéri
entiérement.

CHAPITRE II.

Les différentes espéces de Gonorrhée.

Pour expliquer les différentes espéces de Gonorrhées, il eſt bon de remarquer d'abord qu'on trouve dans l'homme quatre ſortes de reſervoirs qui contiennent la ſemence ou l'humeur ſéminale, ſçavoir : 1°. les véſicules ſéminaires qui ſont au nombre de deux, ſituées de chaque côté, entre la partie poſtérieure & inférieure de la veſſie & le boyau *rectum*, & ſéparées à peu de diſtance l'une de l'autre, leſquelles n'ont d'autre uſage que de recevoir & de contenir la ſemence qui leur vient des teſticules, pour l'exprimer, quand il le faut, dans l'urethre par deux petites ouvertures placées tout au près du *verumontanum*.

2°. Les proſtates ou la proſtate qui eſt un corps glanduleux, ſitué entre les deux membranes de l'urethre, au-deſſous du col de la veſſie, où la verge commence, & deſtiné à ſéparer une humeur glaireuſe dans le méat urinaire, pour émouſſer l'acrimonie de l'urine, qui

fans cela feroit de vives impreffions fur
ce canal naturellement très-délicat & très-
fenfible , & pour fervir de véhicule à la
femence, qui par ce fecours, coule plus ra-
pidement dans le coït, & conferve mieux
fes parties fpiritueufes. 3°. Les deux
glandes de Cowper, que quelques - uns
appellent nouvelles proftates, lefquelles
font fituées près de l'anus fous les mufcles
accélérateurs, & filtrent une humeur particuliére pour enduire l'urethre , ainfi
que la liqueur de la proftate. 4°. Les
cellules de Morgagni femées en grand
nombre dans la face intérieure de l'urethre , & dont l'ufage eft de verfer fur-
tout dans la foffe naviculaire, une humeur
femblable à celle des glandes de Cowper.

Or il eft certain que la matiére qu'on
voit couler dans la Gonorrhée , ne peut
venir que de ces quatre fortes de réfervoirs. Il peut arriver , mais très-rarement, qu'il n'y en ait qu'un qui foit affecté ; mais il eft très-ordinaire que plufieurs & même tous les quatre foient attaqués en même-tems, ou depuis l'inftant
que le virus s'eft infinué dans l'urethre &
dès le commencement de la maladie fe-

lon fa quantité, & le dégré de fa force & de fon acrimonie, ou peu de tems après & pendant le cours de la Gonorrhée, les accidens & la malignité du virus fe communiquant de proche en proche & réciproquement.

Ainfi nous pouvons en général diftinguer les Gonorrhées en fimples & en compliquées : fimples, fi elles n'ont leur fiége que dans un des réfervoirs dont nous venons de parler ; compofées ou compliquées, fi plufieurs de ces réfervoirs font attaqués en même-tems, ou tous les quatre enfemble ; mais il faut convenir que les Gonorrhées fimples arrivent très-rarement, ou qu'elles ne peuvent guère être telles qu'au commencement de la maladie. On reconnoîtra aifément cette vérité pour peu qu'on faffe attention au méchanifme des réfervoirs dont il s'agit. Leurs fonctions, leur tiffu, la qualité & la nature des liqueurs qu'ils filtrent, font prefque les mêmes ; ils font fi voifins les uns des autres, comment donc fe pourroit-il faire que le virus qui trouve par-tout la même facilité à s'introduire, ne leur communiquât à tous, ou du moins à plufieurs fa contagion ; ou s'il n'a attaqué d'abord qu'un feul endroit, l'humeur qui fe repand dans l'urethre, & qui acquiert de jour en jour de nouveaux dégrés de malignité & d'acrimonie, épargnera-t-elle les réfervoirs qui font fur fon paffage, & leur voifinage refpectif n'occafionnera-t-il pas une communication réciproque du virus que l'un ou l'autre peut y porter ?

Quant à la certitude du fiége différent que nous avons affigné à la Gonorrhée, & qui conftitue fes efpèces différentes, je ne vois pas qu'on puiffe la révoquer en doute, après les obfervations anatomiques qui l'ont établie, & plufieurs autres preuves qui l'appuyent fortement ; outre le fentiment de Sydenham que nous avons déja rapporté ; il eft encore d'autres Auteurs qui penfent différemment de nous, tels que Cockburne qui prétend que la Gonorrhée chez les hommes n'a jamais fon fiége dans les véficules féminaires, ni dans la proftate, ni dans les glandes de cowper, mais feulement dans l'urethre ; Le Monier ne croît pas non-plus qu'on doive la placer dans la proftate ni dans les véficules féminaires ; mais feulement dans les vaiffeaux Limphatiques qui ont été rongés & ulcerés en quelques endroits, par la puissance & l'activité du virus vénérien ; mais les raisons que ces Auteurs alléguent pour étayer leur opinion sont sans fondement, & doivent être régardées plûtôt comme des rêvéries & des préjugés, que l'expérience & l'autorité des plus éclairés & du plus grand nombre détruisent entiérement ; car il est certain que le virus attaque les prostates, & que s'y attachant, il y cause des ulcères & ronge les orifices des tuyaux par où l'humeur glaireuse se filtre dans l'uretre. Il est certain aussi qu'il pénétre jusqu'aux vésicules séminaires, & qu'il y cause une inflammation, ainsi que dans les prostates & les glandes de cowper, symptômes qui se manifestent quelquefois par la chaleur, la douleur & l'enflure du périnée vers lequel ces différens réservoirs sont situés. Ce qui prouve encore mieux que les vésicules séminaires peuvent être attaquées, c'est qu'il arrive assez souvent que l'écoulement se supprime, & que le mal tombant dans les testicules, suivant quelques Auteurs, y produit une inflammation, une chaleur & des engorgemens très-douloureux ; ce qui n'arriveroit pas, disent-ils, si le virus n'avoit point attaqué aupravant les vésicules séminaires, qu'on croit avoir communication avec les testicules, par le moyen des vaisseaux déférens.

Les observations anatomiques encore plus sûres nous fournissent des preuves incontestables qui ne doivent laisser aucun doute sur le siége que nous assignons à la Gonorrhée. Je pourrois citer une foule d'Auteurs, tant Médecins que Chirurgiens qui tous ont observé la même chose dans l'inspection des Cadavres. Les découvertes de M. Littre sont sur tout dignes de remarques par l'exactitude avec laquelle elles ont été faites dans la dissection d'une infinité de corps de personnes mortes avec une Gonorrhée actuelle. La plûpart des différens réservoirs de la semence ou de l'humeur séminale, ou quelques-uns d'entr'eux ou même tous ensemble participoient toujours des impressions du virus ; ceux qu'il avoit attaqués, étoient tumefiés, enflammés, durs & fort rouges, quelquefois remplis d'une sanie blanche, jaune ou verte ; mais sans qu'on y remarquât aucun ulcère. Plus souvent & presque toujours on y trouvoit des marques de fuppuration , des excoriations , des ulcères même en plu-fieurs endroits , lefquels fourniffoient une matiére femblable au pus & diverfement colorée. Enfin la même matiére dont les réfervoirs infectés étoient remplis , hu-mectoit les parois internes de l'urethre depuis les conduits excrétoires jufqu'à l'extrêmité du balanus , & les parois étoient rouges , enflammées , & le plus fouvent ulcerées & pleines de petites tu-meurs fereufes. Je crois qu'il n'en faut pas davantage pour ruiner le fyftême des Auteurs contraires à notre fentiment , & pour établir la différence que nous met-tons entre les Gonorrhées par rapport au fiége qu'elles occupent.

Outre ces quatres efpèces de Gonor-rhées, nous pouvons encore en admettre trois autres par rapport à la différence ou au dégré de force des caufes pro-chaines de cette maladie. La première fe diftingue par une fimple inflammation des réfervoirs dont nous avons parlé, lefquels par la chaleur & l'irritation qu'ils éprou-vent, ont le mouvement ofcillatoire plus fort & plus fréquent que dans l'état de fanté, & rendent une liqueur quelquefois chaude , âcre , liquide & participante des qualités du pus.

La seconde est occasionnée par une inflammation encore plus forte qui produit des ruptures & des érosions dans les vaisseaux sanguins des réservoirs enflammés ; de sorte que l'on remarque dans la matiére purulente qui sort de l'urethre, de petites táches, des rayes, ou des filamens sanguinolens.

Enfin la troisiéme espèce est caractérisée par une matiére chaude, âcre, tirant sur le jaune, ou sur le verd, fétide & d'une qualité véritablement purulente ; ce qui arrive, parce qu'outre l'inflammation & l'extravasation du sang, il y a encore érosion & suppuration dans les réservoirs. Il est encore à remarquer que chacune de ces trois espèces de Gonorrhées peut avoir différens degrés de violence, l'inflammation pouvant occuper plus ou moins d'espace, agir avec plus ou moins de force, & l'extravasation du sang étant toujours proportionnée au nombre & au diametre des vaisseaux déchirés ; enfin la quantité & la qualité du pus répondant toujours au nombre, à la dimension des ulcères & à la qualité du virus ; mais il peut fort bien arriver par la faute du Malade ou du Chirurgien, que

la première efpèce prenant tous les caractères de la feconde, parvienne enfin jufqu'au dégré de la troifiéme.

Enfin l'on peut reconnoître encore
quatre efpèces de Gonorrhées fuivant la
nature de l'inflammation qui la conftitue. Car cette inflammation, comme
dans toutes les autres parties, peut-être
phlegmoneufe, éryfipelateufe, oedema-
teufe, ou skirreufe fuivant le dégré de
falure, d'acrimonie & de rarefaction
dans le fang, fuivant fon effervefcence,
fon agitation & la force avec laquelle il
fe porte contre les parties affectées, &
fuivant la laxité, la moleffe, ou la den-
fité & fermeté du tiffu qui forme les
parties où réfide l'inflammation.

Je n'ai rien dit de la Gonorrhée fimple ou bénigne, comme quelqu'uns l'ont
appellée, parce que je n'ai crû devoir
m'étendre que fur les objets qui méritent
le plus d'attention par leurs dangers, par
leurs fuites fâcheufes, & par la difficulté
du traitement ; & que fes fymptômes
étant beaucoup moins violens que dans
celles que j'ai d'écrites, il eft très facile
de la guérir, en fuppofant néanmoins
que le malade eft bien conftitué, que le
fang eft dans toute fa pureté & fon inté-

grité, & que les parties n'ont point été ébranlées auparavant par les impreffions de quelque autre mal vénérien ; fans quoi le traitement eft beaucoup plus difficile , & le mal peut dégénerer en une autre Gonorrhée du caractère de celles dont nous avons fait mention. Au refte celle-ci ne confifte que dans une fimple phlogofe ou difpofition inflammatoire des réfervoirs, fans qu'il y ait ulcères , ni extravafion , ni fuppuration. Il eft vrai que les fels âcres & corrofifs du virus agiffent fur les réfervoirs qu'ils ont pénétrés , les irritent & y caufent des contractions plus fortes & plus fréquentes qu'à l'ordinaire , d'où vient que la fecrétion eft plus copieufe ; mais comme les humeurs de l'écoulement font exemptes du mélange d'une matiére héterogène, quoiqu'elles foient à la vérité âcres & liquides, leur couleur naturelle ne paroît prefque point changée , elle approche fort du blanc, ou du moins d'un blanc qui tire fur le gris. Ce que je dis ici en paffant touchant cette Gonorrhée , doit s'étendre par rapport aux deux fexes pour éviter une répétition inutile dans le Chapitre particulier, où je me propofe de décrire la Gonorrhée Virulente

des femmes Il eſt bon que le Lecteur
ſoit averti que je ne me ſuis déterminé à
faire un article à part de cette dernière,
que pour mettre plus d'ordre & d'exactitude dans ce Traité; quoique les ſymptômes & les ſiéges de la maladie ſoient
à-peu-près les mêmes dans les femmes
& dans les hommes, & que la plûpart
des Auteurs n'ayent pas jugé à propos
de les décrire ſéparément.

Pour ne rien ômettre de ce qui regarde
notre ſujet, je décrirai encore deux autres eſpéces de Gonorrhée, qui arrivent
quelquefois, mais plus rarement que les
autres.

On nomme la premiére Gonorrhée ſéche, quoiqu'aſſez improprement, puiſque le termé de Gonorrhée ſuppoſe toujours un écoulement : la ſeconde eſt appellée Gonorrhée bâtarde ou écoulement
vénérien du gland.

La Gonorrhée ſéche ſe diviſe en deux
eſpéces, dont la premiére eſt cauſée par
une inflammation de la proſtate ou des
véſicules ſéminaires, & eſt ſouvent le
prélude & l'avant-courriere immédiate
des plus fortes Gonorrhées virulentes,
ou en eſt la ſuite quand il leur arrive d'ê-
tre ſupprimées.

La feconde eft occafionnée par une inflammation éryfipélateufe du meat urinaire, & précede auffi quelquefois une
Gonorrhée virulente ordinaire ; mais elle
eft plus communément idiopatique &
effentielle ; c'eft-à dire, qu'elle n'eft ni
le fymptôme ni le préfage d'aucune autre maladie, & tout-à-fait indépendante.

La premiére eft accompagnée d'une
dyfurie très-douloureufe, caufée par
l'inflammation du meat urinaire, & par
l'acrimonie de l'urine. L'urethre étant
dans un état de tenfion & d'inflammation,
fa face intérieure, outre qu'elle eft naturellement très délicate & fenfible, ne peut
que fouffrir beaucoup des piquotemens
de l'urine à fon paffage ; & l'urine à fon
tour acquérant plus de chaleur & d'acrimonie par l'ardeur des parties enflammées, fait fentir des impreffions plus vives. On éprouve auffi très-fouvent une
ftrangurie cruelle qui eft occafionnée de
deux maniéres, ou par le gonflement des
proftates & des véficules féminaires enflammées, lefquelles ayant acquis un volume plus confidérable qu'à l'ordinaire,
compriment & refferrent l'urethre, &
par conféquent rendent le paffage de l'u-
rine difficile & douloureux ; ou par la

douleur cuisante que l'on ressent en urinant, laquelle agit par consentement sur
le sphincter de la vessie où elle attire une
plus grande quantité d'esprits animaux ;
de sorte que cet anneau irrité, & souffrant des contractions & des resserremens
spasmodiques, s'oppose à la sortie de l'u-
rine, & en cause même quelquefois la
suppression.

De plus le perinée est gonflé, chaud
& douloureux, ce qui ne peut arriver
autrement, parce que c'est dans cette
partie que sont placées les prostates &
les vésicules séminaires, lesquelles, comme nous venons de dire, se trouvent considérablement enflammées.

Quelquefois tout le corps de la verge
est tuméfié & rouge, avec un sentiment
de chaleur & de douleur ; ce qui est occasionné par la compression que font les
prostates & les vésicules séminaires, gon-
flées & enflammées sur les veines hon-
teuses internes & externes ; de sorte
que le sang qui doit revenir des corps
caverneux, & de la peau dont ils sont
revêtus, est retenu dans ces parties, &
n'en peut sortir qu'avec beaucoup de difficulté, & en très-petite quantité. Ainsi
il n'est pas étonnant que ce liquide trop

abondant , & toujours augmenté par le fang des artéres qui font exemptes de la compreffion , ou qui y réfiftent mieux par leur mouvement élaftique , enfle la verge dans toute fon étendue , y caufe de la chaleur & de la douleur par l'irritation & la dilatation violente des veines fur-chargées, & des rougeurs par la plénitude des vaiffeaux capillaires qui rampent fur la peau.

Enfin il ne coule point de matiére de l'urethre , ou du moins cet écoulement eft très-peu de chofe ; ce qui eft encore un effet de l'inflammation des proftates & des véficules féminaires , les vaiffeaux excrétoires de ces réfervoirs fe trouvant en cet état fi refferrés , que les liqueurs qui s'y filtrent ne peuvent avoir aucune iffue libre.

Tels font les fymptômes qui caractéri-fent la premiére efpéce de Gonorrhée vi-rulente féche : voici ceux qui accompa-gnent celle de la feconde efpéce.

On éprouve comme dans la premiére une ardeur d'urine très-douloureufe , & caufée de même par l'inflammation du conduit urinaire , & par l'acrimonie de l'urine.

Il y a auffi ftrangurie, ou rétention d'u-rine ainfi que dans l'autre ; non que le

diamétre de l'urethre souffre un rétrécis-
sement ; car cet accident n'a point lieu
dans l'inflammation érysipélateuse, d'où
dépend, comme nous l'avons dit, cette
seconde espéce de Gonorrhée, & qui ne
produit aucun gonflement sensible ; mais
parce que l'ardeur de l'urine occasionne
des irritations & des contractions ou resserremens convulsifs dans le sphincter de
la vessie ; ce qui fait que ce liquide ne sort
qu'avec beaucoup de peine & de difficulté, & se trouve quelquefois entiérement arrêté au passage.

La verge ou le perinée ne paroissent
ni rouges ni tuméfiés ; ce qui vient de
ce que les tégumens extérieurs ne parti-
cipent point de la phlogose érysipelateuse, qui a son siége seulement dans la
face intérieure du meat urinaire ; & si
l'on ressent néanmoins de la chaleur & de
la douleur dans la verge & dans le perinée, c'est par sa connexion avec l'urethre, qui étant voisin de ces parties, leur
communique ses accidens.

Enfin cette seconde espéce de Gonorrhée ne fournit non plus que la premiére
aucun écoulement de matiére ; ce qui
peut venir de ce que les prostates ou les
vésicules séminaires ne sont point affec-

tées, ou plutôt parce que l'inflammation érysipélateuse de l'urethre reserre & ferme leurs conduits excrétoires ; de sorte que les liqueurs ne trouvent plus de passage.

Quant aux causes qui produisent ces deux espéces de Gonorrhée séches, il n'est pas besoin de dire que l'antécédente est le virus vénérien comme dans toutes les autres ; mais on ne peut former que des conjectures sur les causes particuliéres qui font que le siége de l'une est dans les prostates & les vésicules séminaires, & le siége de l'autre dans le canal de l'urethre. Ce que l'on peut dire de plus vraisemblable là-dessus, est qu'un virus plus fixe peut produire la premiére, surtout si les conduits excrétoires des prostates & des vésicules séminaires font plus beants, & plus ouverts dans l'urethre, comme après l'éjaculation : en sorte que n'ayant pû agir assez promptement à cause de sa fixité, il ne gagne les prostates & les vésicules séminaires qu'après qu'elles ont épanché leurs liqueurs, & qu'il s'y introduit d'autant plus facilement alors, qu'il y trouve plus de vuide pour s'y loger, & pour y couler plus abonment.

Mais s'il y a plus d'acrimonie & de volatilité dans le virus, ou que les conduits
excrétoires des proſtates & des véſicules
féminaires ſoient plus reſſerrés, il peut
s'attacher d'abord à l'urethre, comme
auſſi avant l'éjaculation, parce que ces
réſervoirs étant encore remplis des liqueurs qui leur ſont propres, il trouve
plus de difficulté à s'y inſinuer, & reſte
dans le meat urinaire.

Quoiqu'il en ſoit, les ſuites de ces deux
eſpéces de Gonorrhée virulentes ſéches
peuvent être très-fâcheuſes, & il en peut
réſulter les accidens les plus dangereux.

Dans la premiére, ſi la réſolution ne
ſe fait pas promptement, ou s'il ne ſur-
vient pas un flux de ſemence, il arrive
ſouvent que l'inflammation des proſtates
ou des véſicules féminaires qui conſtitue
cette maladie produit une ſuppuration
dans ces réſervoirs, & fait abſcéder le
perinée.

Dans la ſeconde, ſi l'éryſipele de l'u-
rethre ne ſe termine pas au plutôt par la
réſolution, il produira la gangréne, ou
la mortification dans cette partie, qui,
comme toutes les autres qui ſont mem-
braneuſes, eſt ſujette à ces accidens dans

un état d'inflammation.

Ce qu'on appelle Gonorrhée bâtarde est un écoulement·d'une liqueur limphatique, purulente, un peu visqueuse, mais beaucoup moins copieuse que celle qui coule dans la Gonorrhée ordinaire.

Cette humeur ne sort point de l'urethre, mais elle suinte de la couronne du gland, qui se trouve enflammée avec douleur. Cette espéce de Gonorrhée paroît quelquefois seule, & quelquefois elle accompagne la Gonorrhée coulante, ou la Gonorrhée séche. Quand elle est seule, elle n'a que les symptômes qui lui sont propres. La couronne du gland est tuméfiée, chaude, douloureuse, avec une légere érosion. Quand elle accompagne la Gonorrhée coulante, ou la séche, elle est aussi accompagnée des symptômes particuliers de l'une au l'autre de ces deux maladies. Au reste elle n'est pas si rare qu'on pourroit se l'imaginer ; Sydenham l'a observé, comme nous l'avons déja remarqué, & en a donné une description. Vercelloni & Masson l'ont aussi reconnue , & ont détaillé les symptômes par où elle se déclare , & M. Astruc assure lui-même qu'il l'a traitée plusieurs fois. Elle consiste dans une inflammation des glandes fébacées qui entourent la couronne du gland. Ces glandes, dans l'état naturel, fourniffent une humeur gluante, vifqueufe, & qui s'amaffe autout du gland fous la forme d'une pellicule blanche quand on n'a pas foin de fe laver. Or quand le virus a pénétré leur fubftance, il y caufe des piquottemens, des irritations, & une inflammation qui augmentent leur mouvement ofcillatoire, & le rendent plus fréquent, & par conféquent leur font dégorger cette humeur en plus grande quantité ; mais elle eft alors atténuée, & plus liquide & délayée qu'à l'ordinaire ; elle eft même un peu purulente, parce que le virus a caufé des érofions à la furface du gland & au prépuce.

Les hommes chez qui le tiffu des glandes fébacées eft trop lâche, trop rare & trop pôreux, ou qui ont le prépuce trop long, font plus fujets à prendre ce mal que les autres : car il eft aifé de voir que fi ces glandes font trop pôreufes & trop ouvertes, elles donnent plus de prife au virus, s'en abreuvent plus facilement, & le reçoivent en plus grande quantité dans un commerce impur. On fent de mê-

me que fi le prépuce eft trop allongé, &
excéde le gland, il eft plus propre à re-
tenir la matiére virulente, à l'enfermer
entre fa face intérieure & le gland, & par
conféquent à lui donner le tems, fi
l'on n'a pas eu foin de laver ou d'effuyer
la partie, de s'infinuer dans les glandes
fébacées & d'y faire fes impreffions. Que
fi la laxité du tiffu de ces glandes, & la
forme trop longue du prépuce fe trouvent réunis dans le même fujet, elles ai-
deront encore plus à l'introduction du
virus, & donneront plus de force à fon
action. Au refte, ce mal n'eft pas à beaucoup près fi dangereux que la Gonorrhée
féche que nous avons décrite; il fe guérit
facilement fi l'on s'y prend de bonne
heure, & qu'on y employe les fecours
propres & efficaces dès fon commencement; mais fi le malade néglige de fe
faire traiter, ou qu'il ait recours à des
Empyriques ignorants, il en peut réfulter des fuites très - fâcheufes & qui le
feront repentir de fon imprudence. La
maladie empirera en fort peu de tems;
les érofions des glandes fébacées, qui n'é-
toient d'abord que légeres & fuperficiel-
les, s'étendront, creuferont de plus en
plus dans la fubftance du gland, & de-

viendront de véritables chancres. Ces chancres pourront enfuite devenir calleux ; le fang & la limphe qui doivent revenir du gland & du prépuce fe trouvant empêchés dans leurs cours , & s'accumulant dans ces parties , y cauferont une inflammation plus confidérable, & pourront produire une cryftalline , un phymofis , ou un paraphymofis.

Jufqu'à préfent je crois avoir fuffifamment détaillé les diverfes efpéces de Gonorrhée virulentes que les Auteurs ont obfervées dans les hommes , & que j'ai fouvent eu lieu moi même de remarquer dans la pratique. Je ne penfe pas qu'on en connoiffe d'autres que celles que j'ai décrites. Prefque tous les Auteurs qui ont écrit fur cette matiere, n'ont rien dit de la Gonorrhée féche ni de la Gonorrhée bâtarde ; apparemment que ces maladies particuliéres leur étoient inconnues. Il n'y en a qu'un très-petit nombre qui ayent parlé de la derniére , & que j'ai déja cités ; fçavoir, Sydenham, ce grand Praticien de Londres , qui s'eft abufé néanmoins dans fon obfervation , en affignant en général le fiége de la Gonorrhée virulente dans la fubftance du gland, ce qui n'eft particulier qu'à la Gonorrhée bâtarde ; Vercelloni , Médecin de la Ville d'Aſt en Piedmont , qui dit avoir obſervé le mal dans pluſieurs perſonnes , qui ne s'étoient approchées que très légerement d'une femme infeſtée. Maſſon, Médecin de Béziers en Languedoc , qui décrit très-bien les ſymptômes de cette maladie , comme on peut le voir dans ſon écrit inſéré dans les *Mémoires de l'Académie des Sciences* 1739. où il atteſte qu'il a traité trois hommes de cette eſpéce de Gonorrhée ; enfin M. Aſtruc qui aſſure l'avoir traitée pluſieurs fois, tantôt ſeule , tantôt accompagnée de chancres au gland.

J'ai cru devoir raſſembler ſous un même point de vûe toutes les eſpéces de Gonorrhées virulentes connues, avant que d'en venir aux diagnoſtic & prognoſtic de la Gonorrhée virulente ordinaire ; les deux derniéres eſpéces que je viens de décrire ne me paroiſſent pas en avoir beſoin ; la deſcription qui a été faite de la première ſuffit pour la faire connoître ; les accidens & le ſiége de la ſeconde paroiſſent à la vûe ; ce que j'ai dit de leurs ſuite & de leur danger , ſi l'on néglige de les traiter promptement par des remè-

des

des convenables, doit suffire ; ainsi nous n'en parlerons pas davantage : passons maintenant au diagnostic & au prognostic de la Gonorrhée virulente ordinaire.

CHAPITRE III.

Diagnostic & prognostic de la Gonorrhée virulente dans les hommes.

LEs symptômes de la Gonorrhée virulente sont si marqués, que je ne crois pas qu'on puisse s'y méprendre, ou la confondre avec la Gonorrhée proprement dite, & non virulente qui n'est qu'un simple écoulement de liqueur seminale , comme nous l'avons déja dit plus haut & qui consiste en une perte d'une matiere crue, aqueuse , tenue, liquide , & à peu près d'un blanc de perle. Cette liqueur coule involontairement, sans inflammation , ni chatouillement du membre viril, en un mot, sans plaisir & sans aucune idée voluptueuse, & quelquefois si abondamment, qu'on voit bientôt tomber en consomption ceux qui en sont attaqués , qui ne sont

pour l'ordinaire que de jeunes gens effre-
nés qui se sont livrés trop fréquemment
aux ardeurs de leur penchant , & aux
excès de la volupté. On ne la confondra
pas non plus avec la Gonorrhée simple qui
fournit une matiere à peu près semblable
à celle que je viens de décrire ; mais en
moindre quantité ; ce qui arrive quelquefois pour avoir fait une débauche de bier-
re , surtout quand on n'est point accoutumé à ce breuvage , ou pour avoir pris des
lavemens trop chauds , ou fait de trop
longues courses à cheval.

Il n'y a dans cette espece d'écoulement ni inflammation , ni douleur ni chaleur , & il se termine de lui même en fort
peu de tems avec des remèdes fort simples ; mais la Gonorrhée virulente
est toujours la suite d'un commerce
impur. La difficulté d'uriner se fait sentir
dès son commencement , & augmente de
jour en jour ; la virulence & l'acrimonie
se manifestent dans tout son cours ; elle
résiste souvent , & long-tems aux remèdes , & se termine quelquefois très-tard ;
d'ailleurs elle est indiquée par l'inflammation , & par la matiere de l'écoulement
jaune ou verdâtre , fœtide , & quelquefois sanguinolente. Il est vrai que dans

les maladies des reins & de la veſſie , on
voit couler des matieres à peu près ſem-
blables qui viennent de la veſſie, des urethres ou des reins ; mais pour peu qu'on
faſſe attention à la maniere dont elles
ſortent, il n'y aura plus d'équivoque :
les réſervoirs ſéminaires étant placés en
deçà du ſphincter de la veſſie, les humeurs qui partent de ces reſervoirs ſortent indépendamment des mouvemens
du ſphincter , & ſéparément de l'urine ;
mais celles qui ſont fournies par la veſſie
ou par les reins , comme elles s'amaſ-
ſent dans la veſſie même , derriere le
ſphincter , elles ne peuvent ſortir que
lorſqu'il s'ouvre & ſe dilate pour laiſſer
paſſer l'urine , de ſorte qu'elles ne s'é-
chappent qu'avec cette liqueur.

On peut encore connoître quel eſt le
ſiége particulier de la Gonorrhée virulente dans les hommes par les ſignes que
je vais indiquer.

Si l'écoulement eſt peu conſidérable ;
ſi la douleur, la chaleur & la cuiſon ne
ſe font ſentir que vers l'extrémité du
gland , & que le perinée ſoit exempt de
ces ſymptômes, & nullement tumefié ,
c'eſt une marque que le ſiége de la maladie n'eſt que dans les cellules de l'ure-

thre, & les accidens de cette espéce de Gonorrhée ne sont pas en fort grand nombre, ni fort dangereux ni bien fâcheux, parcequ'outre que la matiere virulente est en petite quantité, elle a très-peu de chemin à faire pour sortir de l'urethre, puisque les cellules qui la fournissent sont si voisines de l'extrémité de la verge, & par conséquent elle ne peut pas agir sur les autres parties.

Quand le mal occupe les glandes de Cowper, il coule peu de matiere, parceque ces glandes sont d'un assez petit volume. On sent de la douleur vers l'anus, parce qu'elles sont placées tout près de là; il s'y manifeste au toucher une petite tumeur externe & douloureuse, qui est le corps même de ces glandes gonflé & enflammé, & s'il n'y a qu'un des côtés du Raphé qui soit douloureux & tumefié, c'est un signe qu'il n'y a qu'une de ces glandes qui soit attaquée; mais si la douleur & l'inflammation se font sentir aux deux côtés en même tems, on ne peut douter que le mal n'occupe les deux glandes à la fois.

Les accidens de cette espéce de Gonorrhée sont légers, & elle ne produit guères des effets plus dangereux que ceux de la Gonorrhée des cellules de l'urethre.

Quand la maladie a son siége dans les prostates & dans les vésicules séminaires; (car ces deux especes de reservoirs sont si voisins, que l'un ne peut guères être affecté, sans que l'autre le soit en même tems)la matiere de l'écoulement est fort abondante ; on sent une douleur profonde & fort étendue au périnée , les parties naturelles sont enflammées , douloureuses, chaudes & irritées considérablement ; quelquefois les testicules se gonflent , s'enflamment sans aucune cause sensible , & font souffrir de très-vives douleurs , & alors lorsqu'ils s'engorgent ainsi tous deux ensemble , les deux vésicules séminaires sont affectées en même tems , au lieu que s'il n'y en a qu'un de tumefié , on peut croire qu'il n'y a qu'une vésicule attaquée , celle qui est du même côté que le testicule enflammé.

Enfin si la Gonorrhée est compliquée, on la distingue par les divers symptômes qui caractérisent chaque espece particuliere ; & si toutes les parties dont nous avons parlé , les prostates , les vésicules séminaires , les glandes de Cowper & les cellules de l'urethre sont affectées toutes ensemble , les signes propres des quatre espéces de Gonorrhée sont réunis, la matiere est fort abondante, & d'une très-mauvaise couleur, & l'inflammation, l'irritation & la douleur sont au plus haut dégré.

Au reste, on ne peut pas assurer que ces signes par rapport au siége de la maladie, soient absolument certains & infaillibles ; mais ce n'est pas là un grand inconvénient, puisqu'on se sert toujours à peu près des mêmes remèdes dans tous les cas, c'est à-dire, en quelqu'endroit que la Gonorrhée ait son siége.

Maintenant pour distinguer les causes prochaines de la Gonorrhée virulente, il faut faire principalement attention à la couleur des matiéres de l'écoulement.

Si la matiere est claire, blanchâtre, ou d'un blanc tirant sur le gris; en un mot, d'une couleur qui ne marque aucune altération, ni aucune corruption dans les parties, il n'y a qu'une simple inflammation dans les réservoirs qui la fournissent.

Si elle est jaunâtre, ou d'un jaune un peu obscur, l'inflammation est accompagnée d'extravasion ; parce que cette couleur jaune est produite par un mélange exact de quelques gouttes de sang avec l'humeur de la Gonorrhée.

Mais si cette humeur est de couleur verte, ou approchante du verd, c'est une marque qu'elle est purulente, & que l'inflammation est accompagnée d'ulcéres & de suppuration.

Enfin, pour connoître l'espece d'inflammation d'où dépend la Gonorrhée qu'on a à traiter, inflammation qui, comme nous l'avons dit, est phlegmoneuse ou œdemateuse, ou érysipelateuse, ou skirrheuse, suivant qu'elle participe des autres genres de tumeurs, on doit observer les signes suivans : si l'humeur qui coule est en grande quantité, mais séreuse, & avec peu d'acrimonie, de sorte que la chaleur, & l'ardeur de l'urine ne soient pas considérables, que les parties naturelles soient peu irritées, & que la tumeur du perinée soit peu douloureuse, & céde facilement aux impressions du tact, on peut dire que l'inflammation est œdemateuse, c'est-à-dire, qu'elle participe de la nature de l'oedeme, qui est une tumeur séreuse, pâle, molle & sans douleur.

Si la matiere de l'écoulement est aussi abondante, mais avec plus d'épaisseur & d'acrimonie, si l'on ressent des douleurs beaucoup plus vives, une chaleur beaucoup plus ardente , une irritation plus confidérable dans les parties de la génération, avec une dyfurie plus forte & une tumeur au perinée, dure, douloureufe & faillante, l'inflammation pour lors doit être regardée comme phlegmoneufe, c'eft-à-dire, qu'elle tient de cette efpece de tumeur rouge & douloureufe, produite par un fang chaud & abondant qui s'amaffe en quelque partie du corps.

Si l'humeur de la Gonorrhée coule en petite quantité, mais avec une qualité très-âcre & très-mordicante & une couleur très-jaune ; fi les parties éprouvent de violentes irritations, avec une chaleur & une douleur très-vive, & une dyfurie des plus cruelles, on nommera l'inflammation éryfipelateufe, parce qu'elle participe de l'éryfipele, qui eft une tumeur d'un rouge pâle, peu élevé & peu profonde, & formée par un fang tenu, âcre & bilieux.

Si l'écoulement eft épais & en très-petite quantité, fi les parties font médiocrement irritées, chaudes & douloureufes; fi le perinée eft confidérablement dur & tumefié, & réfifte à l'impreffion du doigt, l'inflammation fera skirrheufe; c'eft-à-dire qu'elle participera de cette tumeur dure, résistante, sans douleur, & qui est formée par une humeur crasse & visqueuse, endurcie & coagulée dans les conduits où elle s'est arrêtée.

Cette espéce d'inflammation particuliere dans la Gonorrhée, ayant produit des skirrhes dans les prostates ou les vésicules séminaires, ces reservoirs peuvent comprimer le meat urinaire, & occasionner une strangurie.

A l'égard du Prognostic, la Gonorrhée qui n'a son siege que dans les glandes de l'urethre, ou dans les glandes de Cowper, est la plus facile à guérir, parce que l'inflammation est peu considérable, que ces parties sont d'une fort petite étendue, que l'écoulement est peu de chose, & qu'en un mot les accidens sont moins fâcheux que dans les autres espéces.

Mais quand elle attaque les prostates & les vésicules séminaires, elle est plus dangereuses; car ces parties fournissent plus d'étendue à l'inflammation, sont plus voisines de la vessie, & donnent un écoulement plus copieux; ainsi elle guérit plus difficilement & plus lentement. En général plus il y a de complication dans la maladie, plus elle est longue & difficile à guérir ; mais quel que foit fa violence, elle guérit toujours à la fin, pourvû qu'on s'y prenne dès le commencement, & que le traitement fe faffe par un homme expert & intelligent, & avec une méthode fûre & convenable ; pourvû, furtout, que le malade foit docile à recevoir les remedes, à faire tout ce qui lui eft prefcrit, & à garder un bon régime.

Il arrive quelquefois que l'écoulement s'arrête tout-à-coup, foit par l'intempérance du malade, foit par une fievre qui furvient, & par une grande inflammation qui comprime les conduits excrétoires de la femence, ou par un ufage imprudent des aftringens qui refferrent leurs orifices, ou par de fauffes cicatrices qui fe font fur l'ulcere, ou enfin par un gonflement skirreux des tefticules qui empêche la femenfe de couler. Alors fi on ne rétablit au plûtôt l'écoulement de la matiere, la Gonorrhée produira infailliblement la Vérole, parce que le virus, n'étant point évacué, reflue néceffairement dans la maffe du fang, & ne tarde pas à infecter les humeurs.

D'un autre côté fi la Gonorrhée a été accompagnée des plus violens fymptômes, & fi elle a duré trop longtems, les

véſicules ſéminaires, ou les proſtates, qui
ont été rongées, ou dilatées, reſtent
dans un état d'ulcération, d'où il réſul-
te un flux involontaire , & habituel de
ſemence, ou de matiere ſéminale, qui
dure quelquefois toute la vie.

Au reſte la Gonorrhée virulente, comme toutes les autres maladies inflamma-
toires ſe termine par réſolution , ou par
ſuppuration , par skirrhe, ou par gangrene.

Il ſeroit à ſouhaiter qu'elle ſe termi-
nât toujours par la réſolution ; mais cela
arrive aſſez rarement. Pour y parvenir ,
il faut que la maladie ne ſoit pas bien
violente , qu'on s'y prenne de bonne
heure pour la traiter , & que le malade
ſoit fort exact à garder le régime ; cette
maniere eſt la plus heureuſe, la plus ſûre ,
& la plus prompte.

Mais ſi la maladie a des ſymptômes
conſidérables, ou qu'on n'y ait point employé les ſecours convenables dans le
commencement , il y arrive ordinairement une ſuppuration , la guériſon
ne s'opere que très-lentement , & a ſouvent des ſuites très - fâcheuſes. Par
la négligence des malades à ſe procurer
d'abord les ſecours néceſſaires , ou par la

qualité du virus ; il arrive quelquefois des skirrhes dans les parties ; ces tumeurs font fort dangereufes, en ce qu'elles peuvent occafionner une difficulté d'uriner habituelle, & fouvent une rétention d'urine, & qu'elles bouchent ou compriment le canal de l'urethre.

Mais l'accident le plus fâcheux de tous, eft lorfque l'inflammation fe termine par la gangrene. On fçait que toutes les gangrenes internes font prefque incurables ; mais ce cas arrive affez rarement ; il faut pour cela que l'inflammation foit au plus haut degré, ce qui peut être occafionné par des débauches exceffives de femmes ou de vin, ou par l'abondance, l'activité & l'extrême acrimonie du virus.

Enfin la Gonorrhée virulente eft moins dangereufe, moins fâcheufe, & moins rebelle dans les tempéramens fains, vigoureux & robuftes, & dans les jeunes gens, que dans les perfonnes foibles, délicates, remplies de mauvaifes humeurs, âgées, & valetudinaires ; parce que leurs humeurs ont plus d'analogie avec le virus vénérien, & qu'elles en augmentent la malignité, & en favorifent l'action & le progrès, ou parce que

la nature eſt trop foible chez elles pour le
combattre, le repouſſer ou le détruire.
Telles ſont les principales ſuites de la
Gonorrhée, que je n'ai fait qu'extraire
dans cet endroit, parce qu'on peut les
voir détaillées plus au long dans mon
traité des maladies de l'urethre, où je
n'ai rien dit que d'après l'expérience, &
qui ne ſoit atteſté par un nombre infini de
malades, & appuyé du témoignage de
quantité de Médecins & de Chirurgiens
cités dans l'ouvrage même, & qui tous
ont été témoins de mes guériſons. Les
maladies de l'urethre ne ſont qu'une ſuite des Gonorrhées dont nous parlons.

CHAPITRE IV.

De la Gonorrhée virulente des Femmes, de ſes
ſymptômes, de ſes ſignes diagnoſtics
& prognoſtics.

LA Gonorrhée peut avoir ſon ſiége
dans quatre endroits chez les femmes ainſi que chez les hommes ; car elles ont tout autant de ſortes de réſervoirs, par où s'écoulent les humeurs ſé-
minales, & ils ne different que par leur

fituation. Pour faciliter l'intelligence de ce Chapitre, on me permettra de donner d'abord une courte defcription des parties naturelles des femmes, où fe trouvent ces réfervoirs, comme j'ai fait en parlant des hommes.

Le premier objet qui fe préfente à la vûe eft la vulve, l'orifice externe, ou l'entrée du vagin. C'eft une ouverture ou une fente perpendiculaire qui s'étend depuis la partie inférieure du pubis, jufque vers l'anus : on y remarque les grandes lévres, les nymphes, le clitoris, l'embouchure de l'urethre, la foffe naviculaire, & les caroncules myrtiformes.

Le vagin eft un long & large canal membraneux, qui prend depuis l'orifice interne de la matrice, jufqu'à la grande fente dont nous venons de parler ; fa fituation eft dans le baffin de l'hypogaftre, entre la veffie & le boyau *rectum* auquel il eft attaché très-étroitement ; fa figure reffemble à peu près à celle d'un inteftin, & il eft fort fufceptible de contraction, & de dilatation ; il eft ordinairement de la longueur de fix à huit travers de doigt, & de la largeur d'un travers & demi ; au refte fa mefure eft différente felon l'âge, les perfonnes & les tempéramens, &

d'une étendue plus considérable dans
les femmes, qui ont souffert plusieurs ac-
couchemens, ou qui ont exercé cette partie par de fréquens commerces avec les
hommes. Sa substance intérieure est parsemée de plusieurs papilles nerveuses,
qui lui donnent un sentiment très-vif &
très-exquis ; son extérieur est couvert
d'une membrane un peu épaisse, sous
laquelle on découvre des fibres charnues
qui regnent dans toute sa longueur, &
qui l'attachent aux parties qui lui sont
contigues.

La face intérieure de ce canal forme
plusieurs replis ou rides circulaires ; telles à peu près que celles du palais d'un
bœuf, mais beaucoup plus sensibles &
profondes à sa partie antérieure du côté
de l'urethre, que vers sa partie postérieure ; elles sont sur-tout très-marquées dans
les vierges, mais elles s'effacent dans les
femmes, qui ont eu un fréquent commerce avec les hommes, ou dans celles
qui ont accouché plusieurs fois ; leur
usage est de faciliter l'extention & la dilatation du vagin dans l'accouchement,
& de produire un sentiment plus voluptueux dans le congrès.

Les réservoirs qui contiennent les

humeurs féminales dans les femmes
foit pour rendre la partie fouple
& gliffante par un écoulement habituel & modéré, ou pour fortir abondamment, & avec un vif fentiment de
plaifir dans les embraffemens amoureux,
font 1°. une fubftance glanduleufe &
blanchâtre que quelques Auteurs ont
nommé les proftates, & qui environne
l'urethre, à l'entrée duquel elle fe termine
par deux petits orifices, ainfi que dans la
partie inférieure, & antérieure du vagin.
2°. les glandes de Cowper qui ont leur
fiége dans le Périnée vers l'anus, & deux
conduits à l'entrée du vagin.

3°. Les petites glandes que quelques-
uns appellent Botryformes à caufe de
leurs reffemblances aux grappes de raifin, & qui font répandues fur la membrane interne du vagin tout le long de
ce canal, mais en plus grande quantité fur
fa partie inférieure près de l'orifice de
l'urethre.

4°. Les cellules qui fe trouvent dans
la face intérieure du méat urinaire.

Or il eft démontré par des obfervations
anatomiques, que ce n'eft que dans ces quatre efpeces de réfervoirs, que la Gonorrhée virulente a fon fiége chez les fem-

mes. On a remarqué dans les parties des femmes mortes avec une Gonorrhée actuelle, tous les accidens qui accompagnent, & qui caractérisent cette maladie, comme phlogose, inflammation, dureté, tumeur, ulcération, & matiere purulente.

On a remarqué aussi dans les femmes vivantes qui ont contracté ce mal, une inflammation ou des ulceres dans les glandes qui sont à côté de l'urethre, & qui rendent une humeur âcre purulente, & de différentes couleurs. Elles sentent quelquefois de la chaleur, & une douleur vive, & lancinante dans le vagin, d'où il s'écoule une matiere sanieuse & contre nature, & elles éprouvent une cuison très-fâcheuse en rendant leur urine.

La cause efficiente de la Gonorrhée virulente dans les femmes, ne peut être attribuée, ainsi que dans les hommes, qu'au virus vénérien, soit qu'il ait été porté dans le vagin par un homme infecté, soit comme l'ont voulu quelques Auteurs, qu'il y ait pris naissance par le mélange de plusieurs semences qui se sont échauffées & corrompues dans ce canal ; car on ne doit point douter, disent-ils, que si

une femme se livre à plusieurs hommes
à la fois, quoique sains, ces diverses liqueurs étant échauffées par un congrès
réitéré, & par leur séjour dans le vagin,
ne s'alterent & ne se corrompent, & ne
produisent enfin ce virus qui constitue
la vérole, ou la Gonorrhée virulente qui
en est une espece.

Mais il n'est pas toujours nécessaire,
comme nous l'avons déja remarqué, que
le virus soit porté immédiatement dans
le vagin, par un congrès réel & complet,
pour communiquer la Gonorrhée aux
femmes; il suffit qu'il agisse en substance ou en vapeur, par quelques gouttes
qui se feront répandues à l'entrée de ce
conduit, & qui s'étant attachées à
l'épiderme de cette partie, la péné-
trent aisément, s'insinuent dans les différens réservoirs, & produisent la maladie; j'ai traité plusieurs filles qui
l'ont gagnée de cette maniere sans avoir
été déflorées.

Les parties naturelles des femmes s'é-
chauffent, & se gonflent à l'approche du
plaisir, & dans l'exercice du congrés,
ainsi que celles des hommes, par l'abondance du sang & des esprits que la pas-
sion y attire. Dans cet état de gonflement

les parties se dilatent , les pores font
plus ouverts, & s'abreuvent facilement
de l'humeur âcre & virulente qui les ar-
rofe. Plus cette humeur eft maligne,
active & abondante, plus auffi elle attaque de réfervoirs, plus fon effet eft
prompt & dangereux. Et réciproquement, plus les conduits éxcrétoires de ces
réfervoirs ont de diamettre & d'étendue,
& plus ils font dilatés ; plus auffi le virus s'y introduit facilement & abondamment. Enfin plus le fang eft âcre, vitié ,
chaud , abondant & rapide dans fon
cours, plus les carreffes font vives , &
le fentiment de la volupté exquis , plus
les parties font fenfibles & voluptueufe-
ment irritées , plus le virus eft abondant
& actif ; plus auffi il aura de force &
d'énergie , & plus il produira de ravages.

Les fymptômes de la Gonorrhée virulente chez les femmes, font à peu près
les mêmes que dans les hommes. Celles
qui fe trouvent attaquées de ce mal reffentent d'abord un chatouillement & une
démangeaifon défagréable dans le vagin
& dans les proftates , parce que le virus
qui a été reçu dans les réfervoirs de ces
parties , y caufe des irritations qui pro-

duifent des crifpations, & des refferre-
mens dans leurs tuniques ; deforte que
les extrémités des arteres fe trouvant
alors dans un état de compreffion, & le
fang ne pouvant plus couler librement
dans les arteres capillaires, il s'y fait des
engormens qui enflamment ces réfervoirs, d'où vient le fentiment de chaleur
& de démangeaifon que la femme éprouve dans les parties. Le virus acquérant enfuite un degré plus confidérable d'acrimonie, au lieu de cette démangeaifon
& de ce chatouillement qu'on reffentoit
d'abord, on fouffre une ardeur & une
chaleur mordicante, avec une cuifon
très-douloureufe.

Les réfervoirs qui fe font abreuvés
de cette humeur maligne & corrofive,
étant irrités confidérablement par les
pointes de fes fels, entrent plus fréquemment & plus fortement en contraction ;
& cet état violent, augmentant les fe-
crétions, produit un écoulement de matiere qui paroît d'abord blanchâtre, mais
qui peu-à-peu prend une couleur jaunâtre, cendrée ou verdâtre, fuivant le dégré d'âcrimonie & de corruption, &
quelquefois même mêlée de petits filets
de fang, ou véritablement fanguinolante,

ſelon qu'il ſe trouve plus on moins de petits vaiſſeaux déchirés. Les réſervoirs étant ainſi irrités & enflammés, l'u-rethre qui leur eſt contigu , participe auſſi de l'inflammation ; & les ſels de l'u-rine , quand elle paſſe , faiſant de plus vives impreſſions ſur les fibres nerveuſes de ce canal , qui ſont alors fort tendues, produiſent une douleur âcre & cuiſante. D'un autre côté , les irritations des réſer-voirs ſe communiquant aux fibres char-nues du vagin , ces fibres éprouvent des contractions fréquentes & convulſives ; le vagin par conſéquent ſe roidit , & le clitoris entre fréquemment en une érec-tion involontaire , & ſans qu'aucune idée voluptueuſe excite ce mouvement ; ainſi qu'il arrive aux hommes dans le cas de la même maladie, comme nous l'avons dit ci-deſſus. Enfin l'inflammation de la membrane interne du vagin cauſant un gonflement, un reſſerrement & une vive douleur dans cette partie, ou comprend bien que l'introduction du membre viril, ſes mouvemens & ſes frottemens réitérés y ſeroient très-douloureux, & ſouvent même inſupportables. Ainſi tant que l'in-flammation dure, la malade ne peut ſouf-frir les approches d'un homme, à moins qu'elle ne soit assez aguerrie pour braver le péril & la torture.

Voilà quel est au juste l'état de la Gonorrhée virulente chez les femmes ; voici en peu de mots comme elle finit selon le sentiment de quelques Auteurs. Si la malade a eu soin d'observer un bon régime, & a pris exactement les remedes qu'on lui a prescrits, & si d'un autre côté le traitement a été conduit avec sagesse, & avec une méthode sûre & convenable, les symptômes diminuent peu-à-peu, le virus s'étant déchargé suffisamment par un écoulement de quinze ou dix-huit jours, les glandes cessent d'être engorgées, & l'inflammation cesse entierement.

La matiere qui étoit auparavant âcre, tenue, fétide, & d'une couleur étrangere, ayant été suffisamment délayée & adoucie par les remedes doux, émolliens, rafraîchissans & anodins, devient plus pure, plus consistante, plus blanche, & coule en beaucoup moindre quantité ; les sels virulens ayant été évacués & dissipés, & les parties rongées & ulcérées venant à se cicatriser, l'inflammation, la cuison & l'ardeur d'urine cessent ; enfin l'écoulement disparoît , & la malade est guérie parfaitement.

Le diagnostic de la Gonorrhée virulente dans les femmes, est beaucoup plus
incertain que dans les hommes. Elles sont
quelquefois sujettes (& il y en a un très-
grand nombre) qui ont un écoulement que l'on appelle fleurs blanches.
Ce flux est ordinairement continuel ,
plus rarement périodique, & il se trouve des femmes chez qui il ne garde aucun ordre , & paroît tantôt dans un
tems , tantôt dans un autre. Il varie
aussi beaucoup par sa quantité & par sa
qualité ; quelquefois il ressemble à une
crême de ris, quelquefois il est jaune,
roux , verdâtre, ou tirant sur le noir ;
tantôt il est doux & sans âcrimonie ; tantôt il est si caustique qu'il occasionne des
excoriations dans la vulve. Quand il est
fourni par les conduits de l'uterus, il approche assez de la couleur & de la consistance du lait ; & quand il distile des
vaisseaux lymphatiques , il a beaucoup
d'analogie avec la lymphe.

Cette maladie , disent quelques
Auteurs , est produite par deux causes ; ou par le vice de l'humeur lactée , ou par la foiblesse des conduits de
la matrice , ou du vagin : par le vice de

l'humeur lactée, lorsqu'elle est trop té-
nue, trop séreuse & trop fluide, ce qui
fait qu'elle ne peut rester assez de tems
dans les couloirs, & qu'elle s'en échappe
goute à goute, à mesure qu'elle y est
portée : de la foiblesse des conduits ou
couloirs, lorsqu'ils sont si dilatés ou si
relâchés, qu'ils ne peuvent garder l'humeur qu'ils ont reçue, & la laissent couler aussi-tôt. Au reste ce mal attaque indifféremment les filles & les femmes qui
sont maigres, ou qui ont de l'embonpoint. On conçoit aisément que les fleurs
blanches, ressemblant fort souvent, par
leur couleur & par leur âcrimonie, à l'é-
coulement de la Gonorrhée virulente,
peuvent en imposer à qui n'auroit pas assez d'expérience ou de sagacité, pour
distinguer l'une ou l'autre maladie. Il y
a eu beaucoup d'Auteurs fort estimés qui
ont confondu la premiere avec la Gonorrhée ; il est donc d'une nécessité ab-
solue de ne s'y point tromper, pour éviter tout équivoque dans le traitement,
pour ne point hazarder un jugement sur
une femme qui peut-être est véritablement sage, & pour ne point exposer à des
suites très - fâcheuses celles qui étant
réellement infectées, sont assez impru-
dentes

dentes pour diſſimuler la cauſe de le ur
mal , & le laiſſer paſſer ſous le nom de
fleurs blanches , ſans faire attention que
les remedes propres à cet écoulement ,
ne le ſont nullement à celui qui procede
d'un virus vénérien.

Dans les femmes qui n'ont jamais eu
de fleurs blanches , il ſera facile de prononcer ſur la nature de l'écoulement qui
leur ſera ſurvenu enſuite du congrès , ſi
elles ne font point difficulté d'avouer
leur foibleſſe , & ſi la matiere a tous les
caracteres de l'écoulement vénérien, avec
les ſymptômes qui font propres à cette
maladie : ainſi quand l'humeur eſt blanchâtre , jaune ou verdâtre , que la cuiſon ſe fait ſentir d'abord ; & dans les
commencemens qu'il y a ardeur d'urine,
avec tenſion , chaleur , rougeur & inflammation douloureuſe dans les parties , il
n'eſt pas douteux que ce ne ſoit une Gonorrhée virulente. Il eſt vrai que les fleurs
blanches cauſent quelquefois des irritations , des inflammations & de la douleur
dans la vulve & dans le vagin , & qu'elles excorient même , comme nous venons
de le dire , ces parties par leurs ſels âcres
& cauſtiques , mais ce n'eſt qu'à la longue qu'elles produiſent ces effets qui du-

D

rent beaucoup plus longtems que ceux que l'on remarque dans la Gonorrhée virulente. Au commencement elles n'occasionnent qu'un relâchement dans les parties qui diminuent de leur sensibilité, & deviennent pâles & fletries ; au lieu que la Gonorrhée virulente les rend d'abord rouges, enflammées & douloureuses. D'ailleurs il est aisé de remarquer que les femmes qui sont attaquées de fleurs blanches, ont ordinairement le teint pâle & tirant sur le jaune, sont bouffies, foibles, valétudinaires, cacochimes, ont des dégoûts, ou un appétit déreglé, respirent difficilement, n'ont quelquefois point leurs regles, ou ne les ont qu'en très-petite quantité, décolorées & sans aucun ordre de tems, & qu'enfin leur pouls est lent, foible, mol & concentré ; symptômes, qui n'accompagnent point la Gonorrhée virulente, puisque les femmes qui en sont attaquées, trompent souvent les hommes par tous les signes d'une santé brillante, & cachent le précipice sous les roses d'un teint frais & vermeil. Que si la malade sçait très certainement qu'elle s'est livrée à un homme infecté, (car on en voit qui sont assez voluptueuses pour s'exposer à tout événement,) & si elle veut bien avouer le cas, on peut prononcer hardiment que c'eſt une Gonorrhée virulente, & on ſera encore plus ſûr de ſon fait, ſi outre l'écoulement, il y a encore d'autres ſymptômes qui annoncent le virus vénérien, comme chancres, bubons, ulceres calleux, crétes de cocq, &c. Mais ſi par crainte ou par mauvaiſe honte, elle déguiſe ſon mal, ou qu'elle en ignore abſolument la cauſe; il faut en venir à l'examen des parties naturelles. On y procédera conformément à ce que nous avons dit des quatre ſiéges différens de la Gonorrhée virulente dans les femmes. Ces quatre ſiéges ſont les proſtates, où les glandes entre leſquelles eſt placé le conduit de l'urine, les glandes de Cowper qui ſont proches des caroncules myrtiformes, les glandes vaginales, autrement appellées *botryformes*, qui ſont répandues dans le vagin, & les cellules qui ſe trouvent dans la face du méat urinaire. Si l'on comprime les proſtates qui ſont placées dans la partie ſupérieure de la vulve, & qu'il en coule une matiere du caractere de celle que nous avons décrite, ſi la compreſſion faite ſur les glandes ſituées à la partie inférieure du vagin, y produit

D ij

un pareil écoulement, ou s'il part du canal de l'urethre , avec une ardeur d'urine quand elle est rendue ; si enfin tous ces endroits particuliers rendent, tous ensemble la matiere purulente, la Gonorrhée virulente est parfaitement constatée , sur-tout si ces deux premieres especes de glandes, & l'orifice du conduit de l'urethre sont enflammés , ou dans une disposition inflammatoire.

Dans le cas des fleurs blanches, ce ne sont point ces glandes qui fournissent la matiere de l'écoulement ; elle est filtrée par les couloirs de la matrice. La plus grande difficulté est lorsque la Gonorrhée virulente a son siége seulement dans les glandes vaginales, ou botryformes. Quelques Auteurs prétendent, d'après *Baglivi*, qu'il est facile de la distinguer des fleurs blanches , en ce qu'elles cessent quelque tems avant ou après l'écoulement des menstrues , & que la Gonorrhée au contraire ne s'arrête point alors, & coule toujours en même tems que le flux périodique. Les fleurs blanches, disent-ils, disparoissent dans le tems des regles, parce qu'elles se mêlent indistinctement avec le sang , au lieu que ce mélange n'a pas lieu par rapport à l'écoulement vénérien, & qu'il fort séparément , & avec des caracteres diftinctifs, quoiqu'en même tems que les regles ; mais on ne peut faire aucun fond fur ce fentiment qui eft détruit par l'ex-périence même. Comment fe pourroit-il faire que ces deux liqueurs qui coulent enfemble par même endroit, c'eft-à-dire, du vagin, ne fe mêlaffent point dans leur cours, que la teinture du fang comme la plus forte & la plus obfcure, n'ab-forbât point celles des fleurs blanches, & que celles - ci confervaffent leur couleur propre & particuliere fur les linges , ou dans la vulve de la malade? Ces fignes ne font donc rien moins que certains pour diftinguer la Gonorrhée qui a fon fiége dans les glandes vaginales ; ils ne le font pas non plus par rapport à celle qui attaque les autres réfervoirs ; car quoiqu'il y ait quelque diftance entre les glandes qui embraffent l'urethre, les autres glandes qui font proches des ca-roncules myrtiformes & le vagin qui fournit la matiere des fleurs blanches , les liqueurs de celles-cy fe confondront toujours dans la vulve avec l'écoulement menftruel, fur-tout s'il eft en une quan-tité confiderable.

Dautres Auteurs propofent encore un

expédient, qu'ils regardent comme le plus sûr, & le plus infaillible; c'est d'introduire dans le vagin un peſſaire trempé dans quelque liqueur acide, comme le vinaigre, le ſuc de citron, &c. & ſaupoudré de ſel, ou d'arroſer la vulve & le vagin des mêmes liqueurs, ainſi que le pratiquent, dit-on, quelques débauchés prudens, pour ne point ſe commettre au hazard d'un repentir; car alors les parties naturelles d'une femme, dans le cas d'une Gonorrhée virulente, étant vivement irritées par les pointes des ſels qui piquotent les endroits ulcerés, la malade éprouve des douleurs cuiſantes, & il eſt aiſé de s'en appercevoir, par ſes plaintes, ſes grimaces & ſes gémiſſemens. Mais ce moyen, quoi qu'on en puiſſe dire, eſt inutile & fort incertain; parceque, comme nous l'avons déja remarqué, il y a des fleurs blanches qui deviennent à la longue, ſi âcres & ſi corroſives, qu'elles produiſent des excoriations & des ulceres aux parties; & une femme qui ſe trouvera dans ce cas, quoique fort ſaine, ne ſouffrira pas moins de l'application du peſſaire, ou des liqueurs âcres ou acides, que celle qui aura véritablement une Gonorrhée virulente.

On voit par-là qu'il y auroit de l'imprudence à se fier à toutes ces sortes de signes qui ne prouvent rien. L'aveu de la malade est la seule chose qui puisse raisonnablement déterminer le jugement. Mais si elle refuse constamment de donner les éclaircissemens dont on a besoin, on peut se fonder sur différentes conjectures, comme si elle est en relation avec des personnes suspectes, si ses mœurs ne sont point fort régulieres, si elle a un mari débauché, ou si elle entretient un commerce marqué avec quelque jeune libertin, ou si enfin la Maladie se découvre peu à peu par des symptômes propres à celle qui ne peut venir que d'un vice vérolique.

Voici encore d'autres choses auxquelles on doit faire attention. Il y a des femmes chez lesquelles les fleurs blanches ne paroissent que quelques jours avant ou après le flux menstruel, & cela régulièrement.

Si une femme qui se trouve dans ce cas, éprouve un écoulement semblable à celui de la Gonorrhée virulente, & accompagné de douleurs, de chaleur aux parties, & d'ardeur d'urine, dans le tems que les fleurs blanches n'ont point coutume de couler, on est assez fondé à

croire que le mal procéde d'un virus vénérien, & que c'est une véritable Gonorrhée virulente.

D'un autre côté on sçait que les filles
ne font ordinairement incommodées des
fleurs blanches, que lorsqu'elles font de-
venues nubiles, & qu'elles peuvent être
infectées de la Gonorrhée virulente dans
l'âge le plus tendre. Plusieurs observations attestent que ce mal a été communiqué à de petites filles qui n'avoient que
quatre, six, ou huit ans. La clôture virginale que l'on nomme *hymen*, n'avoit
point été rompue, & par conséquent la
verge n'avoit point pénétrédans le vagin.
La matiere virulente d'un homme infecté avoit seulement arrosé l'entrée de
ce canal; de sorte que la Gonorrhée avoit
fon siége dans les glandes supérieures ou
inférieures de la vulve; mais ces jeunes
enfans n'avoient jamais eu de fleurs blanches. Si donc on apperçoit dans une fille
à peu près de l'âge que nous venons de
dire, un écoulement jaune ou verdâtre,
purulent, & qui ait enfin tous les caracteres de la matiere d'une Gonorrhée virulente, avec les autres symptômes propres à cette maladie, on ne doit point
douter que cet écoulement ne soit vénérien. Venons maintenant au pronos-

tic de la Gonorrhée virulente chez les Femmes.

Nous avons déja remarqué que les femmes font moins fujettes que les hommes à gagner cette maladie.

Il eft certain que de plufieurs hommes qui fe feront expofés avec une femme infectée, il y en aura très-peu qui échappent à la contagion du virus, en quelle petite quantité qu'il puiffe être. L'expérience prouve au contraire que bien des femmes ne gagnent point ce mal, quoi qu'elles ayent reçu dans le vagin, une quantité confidérable de la matiere virulente. Il n'eft pas difficile d'en comprendre la caufe : on fçait que le virus fort de la verge avec la femence avec laquelle il fe trouve mêlé, & que fi elle n'eft point reçue dans la matrice, pour être employée à la génération, elle s'écoule du vagin auffi-tôt après l'éjaculation d'où elle fort par fon propre poids, par les mouvemens de la femme, par la pente du canal, & par la compreffion de fes parois, qui retombant fur elles-mêmes dès qu'elles ne font plus dilatées par la verge, favorifent encore l'évacuation de cette liqueur. Mais fi l'on fuppofe qu'elle féjourne quelque tems

D v

dans ce conduit, elle étouffe, pour ainsi
dire, par sa quantité qui excéde de beaucoup celle du virus, les semences du mal,
ou en embarrasse les sels par sa viscosité, au lieu que dans les hommes la
verge ne le rend point, dès qu'il s'y est
une fois introduit, & il n'y rencon-
tre d'autre humeur que celle des lacunes,
laquelle est beaucoup plus propre à dif-
foudre & étendre les sels virulens, & à
leur donner plus d'activité & d'énergie,
qu'à les émousser ou empêcher leurs effets. D'ailleurs si la femme est réglée dans
le tems qu'elle souffre les approches d'un
homme infecté, elle est encore moins ex-
posée à gagner la Maladie ; car alors le
fang qui coule, enveloppe & absorbe les
sels, & les entraine avec lui en sortant
hors du vagin ; & comme cet écoulement
dure assez long-tems, il empêche d'autant plus le virus d'agir, & peut l'évacuer à la fin entiérement.

Mais si la violence du virus communiqué, ou les dispositions particulieres des
femmes qui le reçoivent, favorisent son
action, & qu'elles ayent véritablement
gagné la Gonorrhée, elles la supportent
encore avec moins d'incommodités que
les hommes. Les menstrues, comme nous

venons de le dire, adoucissent l'acrimonie des sels, les détruisent en partie, & en procurent l'évacuation. D'un autre côté le vagin se trouvant toujours humecté par les liqueurs qui suintent naturellement pour le lubrefier, & temperer sa chaleur, elles engluent par leur mucilage & leur viscosité les sels véroliques. D'ailleurs la dysurie dans la Gonorrhée virulente des femmes, n'est pas si forte ni si cuisante, que dans celle des hommes ; ce symptôme même n'a point lieu, quand le mal n'occupe que les glandes de Cowper, c'est-à-dire, celles qui sont situées vers les caroncules myrtiformes, ou lorsqu'il n'attaque que les glandes vaginales. La raison en est que ces glandes étant à une distance assez considérable du méat urinaire, l'inflammation ne se communique point à ce canal. Cet accident n'arrive que lorsque le mal a son siége dans les glandes prostates qui embrassent l'urethre, lequel par son voisinage, participe de la douleur & de l'inflammation ; mais cette douleur est moins vive que chez les hommes, parceque dans ceux-cy, tous les siéges, c'est à-dire, tous les réservoirs qu'occupe la Gonorrhée, sont attenans à l'urethre, lequel est fort long & étroit, & prête par conséquent davantage & plus

D vj

long-tems aux impreſſions de l'urine ;
quand elle s'écoule : au lieu que dans les
femmes, ce conduit eſt ſi large & ſi court,
que les ſels de l'urine ne font, pour ainſi
dire, que l'effleurer. Si néanmoins le ſiége
de la Maladie chez les femmes ſe trouve
dans les cellules de l'urethre, la dyſurie
ſera plus conſidérable ; mais cette eſpèce
de Gonorrhée eſt très-rare, & quelques
Auteurs mêmes doutent qu'elle puiſſe jamais arriver, ne pouvant croire que ces
cellules puiſſent ſeules être infectées du
virus vénérien, ou qu'en ce cas elles puiſſent ſeules, & indépendamment de l'inflammation des autres parties, conſtituer
une véritable Gonorrhée virulente.

D'autre part cette Maladie, en quel
endroit qu'elle ait ſon ſiége, a des ſuites
moins fâcheuſes dans les femmes, que
dans les hommes ; comme la dyſurie eſt
moins forte dans celles-là, la douleur,
la chaleur & l'irritation doivent auſſi
être moins conſidérables dans les parties
qui ſeront par conſéquent moins ſujettes
à être ulcerées & à ſuppurer ; pareillement il eſt très-rare que les femmes éprouvent ces accidens fâcheux, ſi ordinaires
chez les hommes, comme cicatrices cal-
leuſes, excroiſſances, carnoſités, tumeurs
baveuſes & fongueuſes, leſquelles naiſſant

dàns les ulcères de l'urethre, forment une espéce de digue qui empêche le paſſage de l'urine, & qui dú moins la gêne beaucoup dans ſon cours ; ce qui produit ſouvent une ſtrangurie habituelle, & peut occaſionner même une rétention dangereuſe : l'urethre dans les femmes, comme nous venons de le dire, étant moins affecté par rapport à la diſtance qui ſe trouve entre lui & les différens réſervoirs où la Gonorrhée a ſon ſiége, & ce canal étant beaucoup plus court que dans les hommes, il eſt moins expoſé aux impreſſions du virus, & aux accidens funeſtes que ceux-ci éprouvent quelquefois.

Mais ſi de ce côté-là tout l'avantage eſt pour les femmes, il n'en eſt pas de même par rapport à la guériſon, qui eſt beaucoup plus difficile dans le ſexe que dans les hommes ; dans ceux-ci les parties ont plus de force, plus de ſolidité, & reprennent plus facilement leur tenſion naturelle, pour combattre & expulſer le virus : au lieu que dans les femmes elles ſont molles, flaſques, relâchées & toujóurs humectées de liqueurs qui tiennent les fibres dans un état de langueur & d'affoibliſſement, d'où vient qu'elles laiſſent ſéjourner plus long-tems le virus,

n'ayant pas affez de force pour lui réfif-
ter, pour affoiblir fon action & pour le
détruire ; d'ailleurs la plûpart des femmes étant fujettes à un écoulement habituel d'une humeur limphatique qui ar-
rofe leurs parties naturelles, elles peuvent fe méprendre dans le cas d'une Gonorrhée virulente, lors qu'après un traitement incertain, ou mal conduit, elles
voyent encore couler quelque matiére ;
ce qu'elles négligent, & regardent comme l'écoulement ordinaire qu'elles éprou-
voient auparavant : mais ce qu'on peut
dire de mieux, c'eft que dans les hommes les parties malades dans l'uréthre
font fouvent lavées & détergées par l'u-
rine qui y paffe, ce qui n'arrive pas dans
les femmes.

Au refte il n'eft point douteux qu'une
Gonorrhée mal guérie, négligée & in-
véterée, ne puiffe produire dans les femmes, ainfi que dans les hommes, la Vérole univerfelle ; le virus qui féjourne
dans les parties gagne peu à peu la
maffe des humeurs qu'il infecte à la fin
totalement.

Il eft donc néceffaire d'y apporter des
fecours prompts & convenables, & fi le
traitement eft entre les mains d'un hom-

me fage & éclairé, que la malade fe gui-
de par fes confeils, avec exactitude &
docilité, la Gonorrhée, de quelque efpéce qu'elle foit, cédera à la fin aux
remédes, fans qu'il en refte aucun veftige.

CHAPITRE V.

Méthodes ordinaires de guérir la Gonorrhée Virulente.

POUR ne rien laiffer à defirer fur la
matiere que je traite, je vais expofer
en peu de mots, quelles font les méthodes particulieres que l'on employe
dans le traitement de la Gonorrhée Virulente ; non que je les regarde comme
fûres & efficaces ; mais afin que les Lec-
teurs éclairés puiffent en juger, & que
ceux qui fe feront mis dans le cas d'avoir
befoin de fecours, foient plus circonf-
pects dans le choix des perfonnes à qui
ils doivent fe confier. Je ne dis pas que
la plûpart des Médecins ou Chirurgiens
qui entreprennent ces fortes de Malades,
ne foient fort habiles & fort expérimentés ; mais il eft toujours quelques parties

de l'Art qui échappent aux uns, & qui
font très-connues aux autres, *non om-
nibus omnia.* La nature n'eſt jamais pro-
digue de tous ſes dons pour un ſeul ; elle
eſt œconome dans ſes partages, & les
diſtribue différemment & dans une juſte
proportion. Quant à la cure de la maladie dont il s'agit, j'en appelle à l'expérience d'un nombre infini de perſonnes,
qui malgré tout le régime imaginable &
l'exactitude avec laquelle elles ſont
ſoumiſes & aux ordonnances, & aux
remédes de ceux qui les traitoient, n'ont
jamais pû guérir ou du moins ne l'ont été
que très-imparfaitement, & ont même
contracté des incommodités habituelles,
& peut-être incurables. Pour ceux
qui pour avoir vû diſparoître chez eux
tous les ſimptômes de la Gonorrhée Virulente, ſe croyent en ſûrété pour la
ſuite, je ſouhaite que leur ſécurité ne
ſoit point vaine ; mais ils ont lieu de
craindre qu'ils ne ſe déſabuſent tôt ou
tard.

Ce que l'on ſe propoſe d'abord dans
le traitement de la Gonorrhée Virulente,
eſt de prévenir ou de diminuer l'inflammation, de détendre les parties, & d'y
rendre la circulation du ſang libre, en

faifant des faignées plus ou moins répétées, fuivant le degré & la force du
mal, & fuivant les forces & le tempé-
ramment du Malade. On travaille auffi
à le raffraîchir par des ptifannes compofées de plantes qui peuvent remplir cet
objet ; comme les racines d'Althéa, de
Fraifier, de Chicorée fauvage, de Né-
nuphar, la Laitue, la Pariétaire, & autres femblables avec le Nitre purifié ou
le fel de Prunelle. On donne auffi des
lavemens avec la décoction des mêmes
fimples, ou avec la Caffe & s'il faut raffraîchir encore davantage, & que l'inflammation ne fe ralentiffe point par les
premiers fecours, on donne des émulfions avec les fémences froides, le Lin,
le Pavôt blanc & le fyrop de Nimphéa ;
on y mêle même quelquefois, fi le cas
l'exige, les Narcotiques comme le Dia-
code, le Laudanum, &c. Quand les
fimptômes font encore plus violens, que
l'inflammation eft rébelle, que la Dyfurie
tourmente beaucoup, & qu'on fent beaucoup de douleur au Périne avec tumeur, chaleur & tenfion, on a encore
recours aux faignées, aux ptifannes
émollientes & raffraîchiffantes, & aux
émulfions ; mais on employe outre cela

les fomentations & les bains avec le lait tiéde , pour amollir & détendre les parties ; le cataplafme anodin & réfolutif de mie de pain avec le lait & le fafran, que l'on étend fur le Périnée , & les injections faites avec la décoction de racines d'Althéa , l'eau de fraye de Grénouilles ou le lait : on fait auffi quelquefois ufage du Camphre, comme d'un calmant fort propre à diminuer l'inflammation , & à ralentir l'ardeur & l'impétuofité du fang & des efprits.

Quant au régime, on n'y admet que ce qui peut raffraîchir & humecter. On réduit le Malade à la ptifanne pour toute boiffon en lui interdifant le vin, les liqueurs fortes, les viandes groffières & de difficile digeftion ou trop fucculentes, les ragoûts, l'ufage du poivre, du fel , des épices , & fur-tout on a foin de l'avertir de fuir le commerce & la compagnie des femmes , & de fe tenir dans un parfait repos de corps & d'efprit ; en un mot d'éviter tout ce qui peut agiter le fang & augmenter l'inflammation.

Enfuite quand les fimptômes commencent à baiffer , on en vient aux purgatifs doux, comme la Caffe ou la Manne , & quand il n'y a plus lieu de craindre l'in-

flammation on en employe de plus forts,
comme le Diagrede, le Jalap, *L'A-
quila Alba*; quelques-uns font alors
ufage de l'onguent Mercuriel, dont ils
frottent le Périnée, les parties Naturelles, les Aines & les Feffes.
En mettant deux ou trois jours
d'intervalle entre chaque friction,
avec une petite quantité d'onguent,
comme d'un ou deux gros. Le but qu'ils
fe propofent en cela, eft de détruire
entiérement le Virus par l'action du Mercure qui pénétre peu-à-peu dans les parties où eft le fiége du mal, & fe porte
enfuite dans la maffe du fang pour y
combattre ce Virus, s'il s'y en eft déja
gliffé quelques particules.

Mais s'il arrivoit par hazard que le
mauvais régime du Malade produisît une
nouvelle inflammation, ou fit difparoître
tout-à-coup l'écoulement; ils ceffent
alors d'adminiftrer les frictions Mercurielles qui pourroient aigrir & augmenter le mal, & ils en reviennent aux faignées, aux ptifannes & aux autres fecours qu'ils avoient déja employés au
commencement de la Maladie pour diffi-
per l'inflammation, & pour rappeller
s'il eft poffible l'écoulement fupprimé.

Quand le fiége , ou la caufe principale de la Maladie fe trouve à l'extrêmité de la Verge , dans cette partie de l'urethre que l'on appelle la foffe Navigullaire & qui eft rongée par quelque Ulcère malin , ils employent les onguents déterfifs , modificatifs & cicatrifans , qu'ils infinuent dans le canal de l'urethre à l'endroit que je viens de nommer , par le moyen d'une canule revêtue d'un morceau de toile qui eft chargé de ces onguents , ou bien ils en couvrent une tente oblongue , qu'ils font entrer dans ce canal.

Enfin quand tous les fimptômes ont difparu , & que la matière de l'écoulement à acquis plus d'épaiffeur & une couleur plus naturelle , on prefcrit les Balfamiques comme la Térébentine , le Beaume de Canada , ou le Coppahu pour mondifier & confolider les Ulcères internes , & l'on met le Malade à l'ufage du lait pour laver le fang , & emporter toute l'acrimonie que le Virus a pû y laiffer. On trouve auffi fort avantageux , de faire boire les eaux Minérales , comme celles de Forges , de Paffy , & autres femblables.

Mais fi malgré tous ces fecours l'écou-

lement est rébelle, on fait prendre intérieurement les astringens, comme L'alun
de roche, le succin, le corail rouge, le
sang de dragon, &c. & l'on fait des
injections détersives & astringentes dans
l'urethre aux hommes, & dans le vagin
aux femmes avec des décoctions ou avec
les eaux thermales sulphureuses, la pierre
de crollius. Telle est la méthode la plus ac-
créditée, & qui paroît la plus sûre à bien
des personnes qui traitent de la Gonorrhée Virulente ; soit qu'on en ait crû voir
d'assez bons effets ; soit que la réputation
de ceux qui l'ont mise en vogue, ne permette pas de douter de son efficacité.

Passons maintenant à d'autres méthodes particulières que prescrivent différens
Auteurs.

Sydenham { Quelques - uns prétendent emporter cette maladie pres- que par le seul usage des pur- gatifs & de quelques lave- mens.

Muzitan { D'autres n'y employent que les injections comme l'eau de plantin avec le mercure doux.

Mayerne { Ou ce dernier reméde avec l'eau de chaux & le miel ro- zat.

Lister { Il en eſt qui regardent la co-chenille comme très-efficace dans le cas dont il s'agit.

Muzitan

Paul Herman { D'autres recommandent le précipité verd, comme un ſpécifique à la doſe de deux grains juſqu'à quatre, ou de trois grains juſqu'à cinq, & vantent en même-tems la réſine de guaiac.

Fred. Hofman { Quelques Médecins propoſent le ſucre de ſaturne comme un reméde excellent & immanquable.

Paul Herman { Pluſieurs employent une opiate compoſée de therébentine de Veniſe, de rhubarbe en poudre, & de mercure doux.

Th. Bartolin Liſter P. Herman Blancard. Alberti. { Enfin on trouve des Auteurs qui diſent s'être ſervis avec le plus grand ſuccès des mouches Cantharides en ſubſtance ou en infuſion.

Pour peu qu'on examine la nature de
tous ces remèdes, ou du moins du plus
grand nombre, & celle du mal auquel
on les applique, on fera convaincu de
leur infuffifance, & quelquefois du danger
de quelques-uns ; & on s'étonnera que des
gens fi éclairés d'ailleurs, en aient recom-
mandé l'ufage & l'aient voulu authorifer
par leur exemple & par les loüanges
exceffives qu'ils leurs ont prodiguéés
comme à des remédes fûrs & infaillibles.

Quant à la première méthode, il eft
aifé de voir quelle eft douteufe ou nui-
fible, & que les purgatifs trop fréquens
ou trop forts, mettant le fang en mouvement, ne font qu'irriter le mal & augmenter l'inflammation, d'où il peut arriver que l'écoulement fe fupprime &
caufe au *Scrotum* cette tumefaction dangereufe, & accompagnée de vives douleurs, laquelle peut faire refluer la matière dans le fang, & occafionner la Vérole, fi 'on ne vient à bout de rétablir
l'évacuation.

On ne doit pas non plus fe promettre
de grands avantages des injections dont
je viens de parler, ou plutôt on doit regarder comme fort dangereufes toutes
les injections aftringentes en général,

parce quelles arrêtent l'évacuation du Virus , & qu'en le renfermant dans les parties , elles lui donnent lieu de faire
de plus grands progrès & d'infecter
tout le corps, bien loin qu'elles puis-
fent le dompter & le détruire,

Ceux qui propofent la Cochenille comme un bon reméde , ne le font vrai-fem-
blablement que parce qu'elle a une vertu
diurétique ; car pour ce qui eft de fa vertu
cordiale & fudorifique , on fent bien
qu'elle ne peut produire aucun bon effet
dans le mal dont il s'agit. Mais comme
c'eft un diurétique chaud , elle n'y convient nullement, & il paroît que bien
loin de diminuer les fymptômes, comme
l'inflammation & la difficulté d'uriner ;
elle ne peut fervir qu'à les augmenter,
& à rendre la maladie plus dangereufe &
plus difficile.

Le précipité verd & le guaiac me pa-
roiffent auffi des remédes plutôt à fuir
qu'à employer. Le premier eft un des
purgatifs le plus violent & le plus cauf-
tique qu'on connoiffe & qui agit avec
tant de force fur le ventricule, qu'il
ronge & excorie la tunique veloutée ;
quels bons effets peut-on donc en attendre ? N'a-t'on pas plutôt lieu de craindre
qu'il

qu'il n'augmente l'inflammation, comme
tous les autres purgatifs de cette claſſe,
& qu'il n'occaſionne les plus fâcheux accidens? Peut-on eſperer d'ailleurs qu'il
puiſſe détruire le Virus par le mercure
qu'il contient, puiſqu'il y entre une ſi
petite quantité de ce minéral dans ſa
compoſition? On le doit donc regarder
comme un reméde beaucoup plus dangereux que ſalutaire, qui ne peut tout au
plus que pallier le mal, & qui n'étant
pas en état de remplir le principal objet
qui eſt de dompter & de déraciner le Virus, le laiſſe croupir dans les réſervoirs,
d'où il ſe repand enſuite dans toute la
maſſe des humeurs.

L'autre reméde, je veux dire la reſine
de guaiac, échauffe beaucoup, ainſi je
ne vois pas qu'on puiſſe l'employer avec
ſûreté, car elle doit certainement enflam-
mer davantage, en excitant dans le ſang
une grande effervescence, & par conſéquent favoriſer l'action & la malignité
du Virus, & augmenter ſon acrimonie,
& celle des humeurs qui par-là s'incor-
porent plus facilement avec les particules Virulentes. J'en dis de même de tous
les bois ou décoctions ſudorifiques qui
produiſent les mêmes effets & tout auſſi

E

· dangereux, & qui cependant font fort en vogue parmi le vulgaire de ceux qui fe mê- lent de traiter la Gonorrhée Virulente.

On ne doit pas non plus compter fur la vertu du fucre de Saturne que quel- qu'uns vantent exceffivement. En géné- ral, tous les remédes tirés du plomb font pleins de danger quand on les fait pren- dre intérieurement, & l'expérience nous montre qu'ils font fort ennemis de l'efto- mach, cette partie fi effentielle dans l'œconomie animale, car ils produifent des naufées & des vomiffemens, outre qu'ils font plus propres à fixer le Virus, qu'à le détruire & à l'emporter, puif- qu'ils arrêtent trop tôt l'écoulement.

Je n'ai pas meilleure opinion de l'o- piate ufitée chez plufieurs, & compofée de térébenthine, de rhubarbe & de mer- cure doux.

Mais un des plus dangereux remédes eft celui que l'on donne avec les cantha- rides, en infufion ou en fubftance. Que peut-on attendre de bon d'un ufage fi contraire à l'expérience & au fens com- mun ? Les mouches ne doivent être em- ployées qu'extérieurement dans les véficatoires, pour évacuer les férofi- tés ; encore faut-il prendre des précau-

tions pour empêcher l'action de leurs
fels âcres, brûlans & cauftiques fur
les parties intérieures où elles s'infinuent ordinairement & produifent de
très mauvais effets, fi l'on n'a foin de prefcrire quelques adouciffans pour munir les
inteftins contre leurs impreffions : c'eft un
diurétique des plus chauds & des plus
violens, & qui affecte particulièrement,
& comme par une vertu qui lui eft propre, les reins, la veffie & tout le canal
de l'urethre : on lit même dans plufieurs
Auteurs que l'ufage en a été funefte à
nombre de gens qui en avoient pris pour
ranimer leur vigueur affoupie, & fe tirer avec honneur de quelque bonne fortune. Quelle imprudence n'eft-ce donc
pas de les prefcrire dans une maladie,
où les organes qu'elles attaquent plus
volontiers, font déja enflammés, tendus
& ulcérés par l'action du Virus qui s'y
eft introduit. S'il eft vrai qu'elles foient
détersives, elles le font affurément dans
un dégré qu'on ne doit point fouhaiter,
puifqu'en emportant la mucofité & la
fanie des ulcéres, elles les irritent, les
creufent & les étendent encore davantage. N'en déplaife aux habiles gens qui
les recommandent, je croirai toujours qu'-
E ij

ils se sont trompés grossiérement, ou qu'ils avancent des choses plus que douteuses.

Je ne finirois point si je voulois rapporter ici les différentes méthodes de plusieurs autres Praticiens, ou Charlatans de notre siécle, qui tous se vantent de posseder le véritable secret, le spécifique, le reméde immanquable, le plus doux, le moins couteux, & le plus prompt pour la Gonorrhée Virulente. *credat judæus Apella non ego*, &c. Je m'en rapporte à l'expérience d'une infinité de personnes, qui ont été la dupe de ces belles promesses ; mais on veut toujours l'être, & un homme qui s'est une fois affiché, s'est établi des ressources infaillibles sur la crédulité publique : il donne quelques palliatifs ; on se croit guéri, on le dit aux autres ; le peloton grossit, & l'Empyrique va son train.

Pour revenir à l'insuffisance, ou au danger des remédes que les Praticiens ordinaires employent dans la Gonorrhée Virulente, je dirai par forme de récapitulation, que les purgations trop souvent répétées, où les cathartiques violens ne peuvent produire que de très-fâcheux accidens ; que les injections astringentes, outre les stranguries qu'elles

peuvent cauſer, ſuppriment en reſſerrant
les fibres des parties, le flux de la matiére, & par conſéquent occaſionnent la
Vérole, ſi l'écoulement n'eſt bientôt rétabli ; que les remédes qui contiennent
beaucoup d'alkali volatil, les puiſſans
& chauds diurétiques, les cordiaux &
les ſudorifiques allument le ſang de plus
en plus, & par conſéquent, ſont fort contraires à la maladie dont il s'agit ; que les
balſamiques opérent à-peu-près la même
choſe, arrêtent quelquefois l'écoulement
par la conſtriction qu'ils occaſionnent
dans les conduits excrétoires, & qu'enfin les mercuriaux font ſouvent plus de
mal que de bien, en précipitant le mouvement du ſang, en affectant le ventricule, & en rendant la matiére de
l'écoulement plus âcre, plus ſaline & plus
corroſive.

C'eſt ici le lieu de dire quelque choſe
des prétendus préſervatifs que propoſent
quelques Auteurs fourbes & mercénaires
pour ſe mettre à l'abri de la contagion
du virus.

Il n'eſt rien à mon avis de ſi vain, ou
plûtôt rien de ſi indigne d'une profeſſion
auſſi noble que l'eſt celle qui a pour objet la ſanté & la conſervation des hom-

mes, que la recherche ou la communication des moyens qui pourroient prévenir la maladie en question ; il n'est rien même à mon avis de si criminel, car c'est vouloir ouvrir une plus vaste & plus libre carriere à la débauche, qui ne regne déja que trop dans toute la terre habitable. Je veux qu'il en puisse résulter quelque avantage ; mais si l'on met dans une exacte balance le mal & le bien, on trouvera que le mal l'emporte de beaucoup ; outre qu'il n'est jamais permis en bonne Morale, de faire le mal, pour qu'il en naisse un bien. Sans le danger qui accompagne toujours un commerce vague & infâme ; sans cette bride qui retient la jeunesse fougueuse, tout ne seroit que libertinage, que licence effrenée, que désordres & prostitutions. En vain l'on m'objecteroit, que si les préservatifs peuvent favoriser l'incontinence, la méthode sûre de guerir les maux Vénériens est sujette au même inconvénient, & qu'il faudroit de même la condamner, puisque les jeunes gens se livreroient moins à la débauche, s'ils étoient moins sûrs de trouver des remédes contre ses suites, où si elles n'étoient susceptibles d'aucune guérison.

Je répondrois à cela qu'il y a bien de la différence entre l'une & l'autre chose, entre l'assurance d'être à l'abri du mal, & l'espérance d'en guérir : cette dernière peut à la vérité produire quelques mauvais effets ; mais la crainte de s'exposer, l'incertitude de la violence, du caractère de la maladie, la honte d'être découvert par les parens, & le danger d'encourir leurs disgraces, les soins qu'il faudroit prendre pour dérober son état à leur connoissance, l'argent qu'il faudroit trouver pour se faire guérir, les douleurs & le danger qui accompagnent la maladie, l'incertitude même de la guérison ; l'exemple de quelques amis qui se sont trouvés dans le même embarras, & peut-être le soin de sa réputation, tout cela est un frein pour quantité de jeunes gens ; mais s'ils avoient quelques moyens sûrs pour se livrer impunément à toute la fougue de leurs passions, peut-être n'y en auroit-il pas un de chaste. D'ailleurs ce ne seroit pas une raison de priver de tous secours & d'abandonner à une mort cruelle & honteuse, tous ceux qui auroient le malheur d'être infectés de la contagion Vénérienne, parceque la crainte de s'exposer

aux mêmes maux, rendroit les autres plus
sages. Quand le mal est fait on est obligé
d'y remédier : la raison, le devoir & la
charité l'ordonnent ; c'est être homicide
que de ne pas conserver la vie à un homme, quand on en a le pouvoir; quoique ce
soit sa faute, s'il s'est exposé à la perdre.

Si l'on peut éviter les Maladies Vénériennes quelconques en vivant dans
la retenue & la continence, qu'est-il
besoin d'autres préservatifs, & se peut-
on flatter d'en trouver de réels que la
vertu? Ceux qui sont attaqués de la Peste,
ou de quelque autre maladie Epidémi-
que, n'ont sûrement pas été dans le même pouvoir de s'en garantir ; il étoit
donc juste que la Providence mit sur
la terre les préservatifs de semblables
maux ; mais elle ne devoit point en laiss-
ser pour les maux d'un autre genre auxquels on s'expose volontairement, &
pour satisfaire ses penchans déréglés.
Que s'ils se communiquent souvent à ceux
qui ne l'ont pas mérité, comme aux femmes chastes, ou aux maris vertueux, par
des maris débauchés, ou des femmes im-
pudiques, ou aux enfans par les nourrices,
ou par les parens, il suffit qu'il y ait dans
la Nature & dans les trésors de l'Art des
remédes sûrs pour les guerir.

Ainsi l'on ne doit faire aucun fonds
ni sur les bains qu'on employe après le
congrés, ni sur les injections vulnéraires
que quelques-uns prescrivent comme un
bon préservatif.

Il en est de même de cette invention
criminelle qui est si en vogue aujour-
d'hui, de ce fourreau mince & délié dont
les débauchés se munissent pour se mettre à couvert des dangers d'un commerce suspect. Il est très-aisé de comprendre, que c'est un trop foible rem-
part contre l'activité du virus, sur tout
s'il est dans un grand dégré de volatilité,
& qu'une peau si délicate peut facilement se déchirer en quelqu'endroit, &
donner par-là un passage encore plus libre aux sels vénériens ; outre qu'elle peut
se replier dans l'action, & laisser à nud
une bonne partie de la verge qui donne-
ra suffisamment prise à l'ennemi.

CHAPITRE VI.

Accidens qui surviennent quelquefois à la Gonorrhée Virulente.

POur donner une idée exacte de la manière dont se forment plusieurs maladies dangereuses dans les parties naturelles, à la suite d'une Gonorrhée Virulente mal guérie, ou même pendant son traitement, par la faute du Chirurgien ou du Malade, je crois devoir faire une description un peu circonstanciée de ces parties, d'après ce que l'Anatomie nous a pû montrer de leur mécanisme & de leur configuration.

Les parties les plus considérables dont la verge est formée, sont les corps caverneux sur les deux côtés, la veine honteuse qui est sur la face supérieure, le gland, & le prépuce qui le couvre, & l'uréthre, ou canal urinaire qui régne dessous depuis la vessie jusqu'à l'extrémité du gland. Les deux corps caverneux sont deux corps cilindriques, ou ronds & longs & spongieux, placés l'un à côté de l'autre , & communiquant enfemble dans toute la longeur , par une cloifon percée d'efpace en efpace & vulgairement appellée le *Peigne.*

Ils font embraffés en arrière par les mufcles erecteurs qui s'attachent aux tubérofités de l'ifchium, & font en devant terminés par le prépuce & par le gland. Le fang y eft porté abondamment dans le tems de l'erection par fix artéres, ce qui fait un gonflement rapide, toutes les petites cavités de ces corps caverneux étant bientôt remplies de ce liquide aux premières fenfations voluptueufes ; au lieu qu'il n'eft rapporté que lentement, & par la feule veine honteufe. Il y a quatre artéres principales, deux qui vont côtoyant fur la verge, appellées artéres honteufes externes, & deux qui font au-dedans , & que l'on nomme artéres honteufes internes.

La veine honteufe eft un tronc commun formé de différentes ramifications, lequel va paffer fur le ceintre du *Pubis* pour porter le fang dans le torrent de la circulation.

On trouve entre les mufcles erecteurs & accélérateurs de la verge , dans le Périnée , deux corps glanduleux , qu'on appelle les petites proftates, ou les glandes de Cowper, & qui ont chacun leur vaiffeau excréteur, par où ils communiquent dans l'uréthre, vers la racine de la verge.

L'uréthre eft un tuyau, ou un canal compofé de deux membranes l'une fur l'autre, entre lefquelles fe trouve un corps qu'on appelle le tiffu fpongieux & qui commence à une groffeur située près de la veffie, nommée autrement le bulbe, ou l'oignon, & fe trouve recouvert du mufcle accélerateur ou penniforme : ce tiffu fe remarque dans toute fa longueur, particuliérement à l'endroit du bulbe & du gland où il eft plus évafé qu'ailleurs, & c'eft par fon moyen que l'uréthre entre en éreƈtion ainfi que les corps caverneux.

Dans l'intérieur du canal de l'uréthre on apperçoit différentes cavités, ou lacunes qui donnent naiffance aux chaudepiffes, & où fe forment fouvent ces fungus, ou carnofités dangereufes qui bouchent le paffage de l'urine. Dans ces lacunes, on apperçoit différens grains glanduleux, d'où fort cette humeur limphatique dont l'épaiffiffement produit ces carnofités ou fungus.

A l'extrêmité de l'uréthre, dans l'épaisseur du gland, on trouve un espace assez grand, formé par la dilatation de ce canal & qu'on appelle, à cause de sa forme, fosse naviculaire : cette cavité est toute parsemée de petites glandes, d'où s'échappe une grande quantité de limphe qui rend souvent les chaudepisses très-rebelles. Vers la partie postérieure de la fosse naviculaire, sont les deux orifices des vaisseaux excrétoires des glandes de Cowper, lesquels vaisseaux par leur longueur causent souvent de grands ravages dans les Gonorrhées qui ont leur siége dans cette partie.

La vessie est située dans l'intérieur de l'abdomen, entre l'os pubis par devant, & l'intestin *rectum* par derrière, recouverte sur sa partie anterieure & postérieure d'une portion musculeuse dont les fibres descendant perpendiculairement jusques vers son col, passent sous le ceintre du pubis, & forment l'uréthre jusqu'au bulbe.

Aux deux côtés postérieurs de la vessie sont placés deux réservoirs, où est déposée la semence, & qu'on nomme pour cela vésicules séminaires : ils ressemblent à-peu-près à de petits intestins,

& ont chacun un vaiſſeau excréteur dont l'embouchure ſe trouve dans l'urethre à chaque côté d'une éminence qu'on nomme *vérumontanum*.

Cette éminence eſt ſpongieuſe & faite en forme de tête de poule applatie, & lorſqu'elle eſt enflammée, elle réſiſte à la ſonde, & l'empêche de pénétrer plus avant. Les deux embouchures qui ſont à côté, ſervent à verſer dans l'uréthre quand il en eſt beſoin, la ſemence qui a été portée dans les véſicules ſéminaires par deux conduits leſquels naiſſent des teſticules & ſont appellés vaiſſeaux ou conduits déférens.

Entre les deux membranes de l'uréthre, au-deſſous du cou de la veſſie, eſt un corps glanduleux en forme de cœur, auquel on donne le nom de grande proſtate, & dont les conduits excrétoires ordinairement au nombre de 12, viennent s'ouvrir autour du *verumontanum* où ils ſont ſitués de chaque côté en demi-cercle, & fourniſſent une liqueur douce & un peu mucilagineuſe qui enduit le canal de l'uréthre pour faciliter l'éjaculation de la ſemence, & pour émouſſer les ſels de l'urine, qui ſans cela ſeroient en paſſant des impreſſions fort déſagréables sur une membrane auffi délicate.

Il fera aifé après cette petite defcription, de comprendre comment fe forment
les différentes maladies qui réfultent du
mauvais traitement des Gonorrhées Virulentes.

Une des plus confidérables eft le flux
involontaire de femence, ou la Gonorrhée habituelle.

Nous avons dit que les véficules femi-
naires & la grande proftate fourniffoient
les liqueurs principales qui couloient par
l'uréthre, avec cette différence que celle
qui vient des véficules féminaires, eft
cette matiére épaiffe, blanchâtre & glu-
tineufe, laquelle eft le principe de la
génération & la matiére du fétus, &
que celle qui eft exprimée de la glande
proftate, n'eft que limphatique, & le
véhicule de la première, mais nullement
prolifique. Nous avons dit auffi que les
véficules féminaires avoient chacune un
vaiffeau excréteur qui s'ouvroit dans
l'uréthre aux deux côtés du *verumonta-*
num, pour y verfer la femence dans le
congrés, & que la glande proftate avoit
auffi fes conduits particuliers, par où fa
liqueur propre fortoit dans le méat urinaire. J'ajoute que dans l'état de fanté les

embouchures de ces vaiſſeaux , je parle de ceux des véſicules ſéminaires , ne laiſſent échapper aucune goute de ſemence , parce qu'elles ont chacune une eſpèce de ſphincter formé de fibres muſculeuſes, qui ne s'ouvre que lorſque la ſemence comprimée voluptueuſement par les muſcles erecteurs & accélérateurs , ſe porte avec impétuoſité dans ces conduits & en force le paſſage. Je dois dire encore qu'il en eſt de même des orifices des conduits excréteurs de la glande proſtate , ſi ce n'eſt qu'ils doivent ſe prêter un peu plus que ceux des véſicules ſéminaires , parce qu'indépendamment de leur action dans le congrés , ils fourniſſent toujours un peu plus de liqueur pour munir l'uréthre contre l'acrimonie de l'urine.

Or ſi ces conduirs viennent à être dilatés, rélâchés , ou rongés par l'abondance & l'acrimonie de la matiére purulente qui coule dans la Gonorrhée, & ſi les parties qui les environnent ont été trop tendues, & forcées par une inflammation violente dans l'un ou l'autre des réſervoirs, on comprend aiſément , que les uns & les autres ont perdu de leur élaſticité , & qu'ainſi les réſervoirs étant plus ouverts & moins comprimés , laiſ-

feront une iſſue aux liqueurs qu'ils contiennent, laquelle ſera d'autant plus libre, ou plus conſidérable, que ces liqueurs
auront plus contracté d'acrimonie par la
contagion du virus, ou par l'action des
remédes, ou que l'inflammation par ſa
violence & ſa durée, aura plus affoibli les
réſervoirs qui par-là feront devenus plus
ſenſibles & plus faciles à être irrités.

Cet écoulement involontaire eſt d'autant plus dangereux qu'il dure pendant
des mois entiers, des années, & quelquefois même pendant tout la vie ; &
que, s'il eſt continuel, & véritablement ſéminal, quoiqu'en petite quantité, il épuiſe les véſicules ſéminaires qui
n'ayant pas aſſez de liqueur pour fournir
au congrés, ni même aux déſirs du congrés, laiſſent le Malade dans une eſpèce
de langueur & d'indifférence, qui le
rendent inhabile à la génération.

Il eſt vrai que ſi cet écoulement
n'eſt pas continuel, c'eſt-à-dire, qu'il
ne paroiſſe que par intervalle, ou s'il
n'eſt fournit que par la glande proſtate,
ſans que les véſicules ſeminaires ſoient
intéreſſées, la ſemence ne s'écoulant
point, ou du moins ayant le tems de ré-
parer ſes pertes, on ſe ſentira plus de

goût pour les plaisirs de l'amour ; mais cela sera toujours fort inutile pour l'accomplissement de l'action , & la réproduction de l'espèce , parce que les réservoirs étant devenus , comme nous l'avons dit , plus sensibles & plus irritables , la liqueur part presque aussi-tôt que l'érection commence.

Mais ce qu'il y a de plus à craindre encore dans le flux involontaire de la semence véritable , c'est qu'il peut causer à la longue , sur-tout s'il est considérable , un épuisement total & une consomption de tout le corps & la phtisie dorsale , maladie fort dangereuse , & presque toujours mortelle. Les mêmes accidens arrivent encore aux femmes à la suite d'une Gonorrhée Virulente qui à duré long-tems , ou qui n'a pas été traitée d'une manière convenable , & cela par les mêmes causes qui les occasionnent dans les hommes. L'écoulement habituel qui leur survient , & qu'elles ont accoutumé de se déguiser sous le nom de fleurs blanches , est fourni par les prostates , c'est-à-dire , par les glandes qui embrassent l'uréthre , & dont les orifices s'ouvrent dans la vulve sous le clitoris , ou par les glandes de Cowper qui font placées vers l'anus, & dont les conduits aboutiffent affez près des caroncules myrtiformes, ou enfin par les glandes botriformes, ou vaginales, ainfi appellées parce qu'elles font répandues dans le vagin en forme de grappe de raifin. Je dis plus, la plûpart des fleurs blanches ne font gueres que des impreffions d'un vice vénérien. Avec tout le refpect que je dois aux femmes en général & en particulier, je croirois manquer au point le plus effentiel, qui eft l'intérêt de leur fanté & leur confervation, fi je ne les avertiffois qu'elles s'endorment dans une fauffe & dangereufe fécurité. En vain elles fe flattent d'avoir été guéries radicalement, ou d'être fûres de l'état de ceux qu'elles ont laiffé triompher de leur foibleffe ; elles doivent craindre les fuites funeftes d'un mal qu'elles fe diffimulent, & pour peu qu'elles réfléchiffent fur elles-mêmes, fur ce qu'elles ont fait, & fur ce qui leur eft arrivé, je ne doute point qu'elles n'ouvrent enfin les yeux, & qu'elles ne prennent de juftes mefures pour finir leurs inquiétudes. Mon deffein n'eft point de les allarmer mal-à-propos, je prétends au contraire leur rendre un

service essentiel , en les avertissant
qu'elles font plus malades qu'elles ne
penfent ; mais que leur mal eft fufceptible de guérifon. Je penfe qu'elles m'en
fauront gré , puifque leur intérêt le plus
cher eft celui de la confervation de leur
fanté & de cet état floriffant de jeu-
neffe , & d'embonpoint raifonnable , qui
ne peut fubfifter long-tems avec la maladie dont je parle , fi une mort prématurée ne les ravit après avoir été
confumées peu à peu par ce dangereux
écoulement.

Une autre fuite funefte de la Gonorrhée Virulente, eft l'abfcès qui fe forme
quelquefois au Périnée , ce qui arrive
ou par l'impéritie de ceux à qui l'on
a confié le traitement , qui ont employé des remédes trop chauds , des
purgatifs trop forts , ou des injections
aftringentes , ou par la faute du malade
qui s'eft échauffé par des débauches de
vin, de liqueurs , ou de femmes , ou
par des exercices violens , ou enfin fi
le mal a été accompagné de la plus grande
inflammation , caufée par une acrimonie,
ou par une abondance du virus vénérien. Cet abfcès fe forme plus ordinairement quand le virus s'eft établi dans

les glandes de Cowper , parce qu'elles font fituées dans le Périnée même ; mais fes effets font quelquefois des plus formidables. Plus il y a d'acrimonie dans la matiére de la fuppuration , plus elle fait de ravage ; elle ronge de plus en plus les parties , & y forme des clapiers & des finus en tout fens, lefquels percent fouvent le périnée , & même l'inteftin *rectum* , enforte que le pus , l'urine & les matiéres fécales s'échappent également par l'une ou l'autre de ces iffues , ce qui fait que l'intérieur des fiftules devient dur & calleux, & par conféquent très-difficile à guérir.

Mais fi c'eft une grande incommodité dans les hommes , elle l'eft encore plus dans les femmes qui font pareillement fujettes au même accident ; car fi le virus de la Gonorrhée a fon fiége dans les glandes de Cowper , qui font propres à ce fexe , & qui font placées au périnée, comme chez les hommes, il peut , pour les mêmes caufes que nous venons de déduire , faire fuppurer ces glandes , & former des fiftules, ou clapiers , qui s'ouvriront dans le vagin, ou dans le fondement , ou même dans l'un & l'autre en même tems,

Qu'on se représente quelle doit être alors la situation d'une femme, combien cet accident est horrible & dégoûtant, le vagin & le fondement étant devenus un égoût commun des matiéres fécales & purulentes, des menstrues & autres liqueurs qui viennent des parties naturelles ; mais ce qu'il y a de plus affreux encore, c'est que cette maladie ne peut guère se guérir que par des incisions cruelles, & quelquefois répétées, & que même lorsque les fistules & les clapiers sont profonds & en grand nombre, il y a du danger à employer le fer, de sorte qu'ils sont regardés alors comme incurables, & qu'on se borne seulement à procurer une cure palliative au Malade pour rendre son état moins accablant & plus supportable.

CHAPITRE VII.

Réflexions particulieres de l'Auteur, sur tout ce qui a été dit dans ce Traité.

JUsqu'à présent tout ce que nous avons dit de la Gonorrhée virulente par raport aux deux sexes, n'eſt que le ſentiment des divers Auteurs qui ont écrit ſur cette matiere. Je me ſuis attaché à ne parler que d'après ceux qui ſont les plus accrédités, le plus en réputation, & qui méritent à pluſieurs égards les plus grands éloges. On doit aſſurément rendre juſtice à leurs recherches, à leur zéle, & à leur ſagacité ; je me range volontiers de leurs avis en pluſieurs choſes ; mais ils me permettront de m'en écarter, par raport à l'objet principal, qui eſt la cure radicale de la Maladie dont il s'agit. Ils ont donné a la vérité une deſcription fort exacte des ſimptômes qui l'acompagnent, de ſes cauſes, & des progrès qu'elle fait dans tout ſon cours ; mais les génies ſuperieurs ne ſont point infaillibles ; chacun a ſa portion d'erreur, & les talens ſont diſtribués avec meſure : tels brillent dans certaines parties, qui s'égarent, ou préſument trop dans les autres. Je dis ceci par raport à la guériſon parfaite de la Gonorrhée virulente, & je crois pouvoir ſoutenir, qu'elle n'eſt le plus ſouvent que palliative dans les Auteurs dont je parle. Je m'en rapporte à leur bonnefoi ; ils ont dû éprouver ſouvent combien leur méthode a été in-

suffisante , pour ne rien dire de plus ;
car combien a-t-on vû de personnes qui
avoient été traitées avec tous les soins
possibles, selon la méthode ordinaire, se
trouver attaquées plusieurs années après,
les unes plûtôt , les autres plus tard , des
symptômes manifestes de la maladie,quoi-
qu'elles eussent crû leur Gonorrhée parfaitement guérie ? Les remedes n'avoient
fait que blanchir,qu'apprivoiser pour ainsi
dire le virus , qui n'avoit fait tréve que
pour rassembler sécrettement ses forces ,
& produire dans le tems les plus grands
ravages. Tant que l'on est dans la force
& la vigueur de l'âge , ce germe malin ,
qui n'a pas été dompté , reste assoupi :
toutes les puissances naturelles le tiennent
dans une espece d'équilibre, lui résistent ,
le combattent , & l'empêchent de produire ses effets ; mais lorsque le tempérament commence à s'affoiblir par les approches de la vieillesse , le sang se trouvant alors dépouillé de ses esprits &
de ce beaume essentiel qui entretient la
vigueur & l'harmonie de toute la ma-
chine , l'ennemi se réveille , devient le
maître , & exerce impunément tout son
empire , avec d'autant plus de fureur ,
qu'il ne trouve plus de digues qui puis-

sent

sent s'oppoſer a ſa violence. Tant que
ceux qui ont paſſé par les épreuves d'une
Gonorrhée virulente , gardent quelque
régime , ſe ménagent & vivent dans l'é-
loignement de tout excès dangereux ,
après l'uſage des remédes qui ont paru
avoir détruit le mal , le calme ſemble s'ê-
tre rétabli pour toujours ; ils jouiſſent
d'une ſanté apparente & d'une profonde
ſécurité ; mais viennent-ils à s'écarter de
leur maniere de vivre , & à s'oublier juſqu'à ſe permettre de longues veilles , des
débauches de vin & de femmes les plus
ſaines ? en un mot, ne craignent-ils point
de s'échauffer la maſſe du ſang par l'a-
bus des choſes naturelles & non naturelles ? Ils donnent alors beau jeu à la malignité du virus caché ; l'acrimonie des
humeurs échauffées lui donne des forces
nouvelles, répare, pour ainſi dire , ſes
pertes, & le met en état d'agir avec plus
de fureur que jamais. Qu'on ne s'y trompe
pas ; tel qui ſe croit guéri par les méthodes ordinaires, aura lieu, tôt ou tard, de
ſe repentir de ſon erreur , & ne juſtifiera
que trop mon pronoſtic. Le mal n'eſt pas
détruit; il s'eſt cantonné en quelque part ;
on s'en croit défait , & on le porte dans
ſon ſein : *hæret lateri lethalis arundo.* Je
ſouhaiterois me tromper ; mais l'événe-

F

ment ne juſtifiera que trop que je d
vrai; & j'ai déja pour garans une infin
té de perſonnes convaincues ſecrettemer
de la vérité que j'avance , & qui pou
roient , ſi une mauvaiſe honte ne les re
tenoit pas, confirmer tout ce que je publi
ici pour le bien des autres,

Je ne prétends pas néanmoins affecte
la ſupériorité ſur tous ceux qui ſe mê
lent de traiter le mal dont il s'agit ; ma
je pourrois citer tous les Malades qui de
puis vingt - cinq ans ont paſſé par me
mains pour les ſuites de cette maladie
dont on peut voir le détail dans mon Trai
té des maladies de l'urethre,& il me fero
facile d'atteſter plus de trenteChirurgiens
que j'ai établis dans différentes Villes d
l'Europe , & qui ne font comme moi qu
traiter des ſuites funeſtes de ce mal.

La loi que je me ſuis faite pour l
bien public , de me dévouer prin
cipalement à cette maladie , ne m
permet pas de rien diſſimuler dans u
point auſſi eſſentiel & auſſi intéreſſant
ſi je prétends poſſéder la vraie &
ſûre méthode de guérir radicalemen
les Gonorrhées virulentes, c'eſt que j'y
ſuis fondé par la découverte que j'a
faite , & qui préſerve des ſuites fâ
cheuſes auxquelles on a été expoſe
juſqu'à préſent.

Enfin c'est une partie de la Chirurgie pour laquelle je me suis trouvé le plus décidé, dont j'ai fait mon étude principale, & que j'ai toujours eu lieu de regarder comme mon talent propre. On sçait qu'on ne réussit jamais mieux, ou plutôt qu'on ne réussit jamais bien que dans les objets où l'on est porté par un attrait & un penchant naturel ; nous ne pouvons aspirer tous également au même degré de lumiere dans les mêmes choses ; mais il en est de particulieres où nous pouvons nous distinguer, & dont la connoissance peut nous devenir propre, si nous cédons à l'instinct de la nature, & sur-tout si nous cultivons par le travail la portion de talens qui nous est échue en partage. Je crois avoir déja acquis quelques droits sur l'estime & sur la reconnoissance du Public ; ce que je lui propose aujourd'hui, est pour m'en assurer la continuation. Je me croirai payé de mes soins, s'ils peuvent servir à lui ouvrir les yeux sur le précieux intérêt de sa santé, & à le tirer d'une erreur funeste dont je voudrois lui sauver les effets.

Au reste il n'est point étonnant qu'on se croie parfaitement guéri de la Gonorrhée virulente, dès que les douleurs ne se font plus sentir, que l'in-

flammation, l'érection violente, la difu-
rie & les autres fymptomes ont difparu,
& fur tout, qu'il ne coule plus de matiere :
car fi ces apparences en impofent aux
Chirurgiens mêmes, elles peuvent bien
en impofer aux malades qui ne s'y connoiffent point, & leur procurer cette fécurité triomphante dans laquelle ils fe ré-
crient fur l'efficacité de l'art, & fur les
connoiffances profondes de ceux qui les
ont traités avec tant de fuccès.

Mais il eft étrange que lorfqu'il fubfifte
un écoulement quelconque après le traitement, on s'endorme tranquillement fur
la foi d'une methode exactement fuivie,
& fur les affurances de ceux qui font toujours intéreffés à prononcer que la cure
eft complette, & que cet accident n'eft
qu'une bagatelle, une fuite du mal qui fi-
nira d'elle-même.

Je demanderois premierement aux gens
de l'art, qui flatent ainfi leurs malades,
s'ils parlent de bonne foi, & enfuite aux
malades eux-mêmes, s'ils doivent s'en
fier aveuglement à des affertions fi dou-
teufes, fans prendre la peine d'examiner
la chofe, les raifons qu'on a de leur tran-
quilifer l'efprit, & de ne leur pas montrer évidemment qu'on fe trouve en défaut, & fans confulter fur leur état des

personnes qui peuvent leur fournir les éclaircissemens néceffaires. Car enfin qu'étoit-ce que la maladie pour laquelle ils ont eu recours aux gens de l'art ? Etoit-ce autre chofe qu'une ardeur en urinant & un écoulement qui tache le linge ? Or, fi cet écoulement fubfifte toujours, quoique l'ardeur ceffe, comment peut-on affurer que le malade eft guéri ? D'ailleurs, comme on peut le voir dans mon Traité des Maladies de l'urethre, les maladies les plus cruelles, telles que font les fiftules & les rétentions d'urine, ne font, de l'aveu même des malades, qu'une fuite de ce petit écoulement qui leur paroiffoit être d'abord de fi peu de conféquence.

Il faut laiffer les opiniâtres dans l'erreur qui les flatte, & dont ils ne voudroient pas qu'on les tirât, *Invitum, qui fervat idem facit occidenti* ; pourquoi vouloir les fauver, s'ils font réfolus de périr ? mais pour ceux qui font encore capables de réflexions, & qui ne veulent pas courir les rifques de périr malheureufement par leur faute, en rendant par leur négligence leur mal incurable, ou de traîner une vie languiffante dans les dégoûts d'une maladie fale & honteufe, ou peut-être d'infecter une époufe chérie, & de fe voir ronger par les juſtes remords qu'ils pourroient reſſentir à la vue d'une poſtérité innocente qui auroit hérité par tranſmiſſion, du germe contagieux de leur pere ; ceux, dis-je, qui ſont diſpoſés à s'épargner ces ſujets éternels de douleur & de repentir, méritent qu'on les aide à ſortir d'embarras, & qu'on s'attache à les convaincre qu'ils ne peuvent trop tôt recourir aux ſecours dont ils ont beſoin. Je dis dónc que dès qu'il ſubſiſte un écoulement après le traitement de la Gonorrhée virulente, le malade n'eſt point parfaitement guéri, ou plutôt que la Gonorrhée ſubſiſte encore, puiſque le ſymptome principal qui la conſtitue eſſentiellement, n'eſt point détruit. Il n'eſt pas beſoin que j'ajoute que cette régle s'étend également ſur les femmes comme ſur les hommes, puiſqu'à la ſituation près des réſervoirs que le virus attaque dans les femmes, la cauſe, les ſymptomes & la nature de la maladie ſont les mêmes, & peuvent avoir des ſuites très-dangereuſes.

On attribue ordinairement l'écoulement dont je parle, à un relâchement de vaiſſeaux ; mais on convient en général que ce flux de ſemence eſt dangereux, & qu'il dure des mois, des années entieres, & ſouvent même toute la vie. Si cet écou-

lement ſubſiſte enſuite d'une Gonorrhée
virulente, je ne puis m'empêcher d'affir-
mer qu'il ne ſoit toujours occaſionné par
le virus qui n'a pas été dompté entierement, & qui réſide encore dans quelques
parties des réſervoirs ulcérés où il s'étoit
cantonné d'abord. Le virus dans la Gonorrhée virulente attaque les conduits
excrétoires des proſtates, des véſicules
ſéminaires, des lacunes de l'urethre, &
de toutes les glandes qui verſent une humeur particuliere pour enduire ce canal
dans toute ſon étendue : il eſt certain qu'il
cauſe des ulceres plus ou moins grands
dans ces parties, ſoit qu'il n'en occupe
qu'une ou un certain nombre, ou qu'il
ſe ſoit établi dans toutes à la fois. Or ſi
la méthode du traitement n'eſt point ſûre,
ou que le malade ait été négligé, on comprend aiſément que les ulceres n'auront
point été détruits entierement, & que le
foyer du mal ſubſiſte. Cet écoulement,
il eſt vrai, ne garde pas le même ordre
dans tous les ſujets ; dans les uns, il n'eſt
pas fort abondant, mais il eſt continuel,
indépendamment du repos, des attitudes,
ou des mouvemens du malade ; dans les
autres, il paroît ceſſer quelquefois, [illegible]
la matiere coule enſuite plus abondamment dans d'autres tems ; dans tous

ces cas on doit toujours rapporter l'effet à la même cause, à quelques ulceres des réfervoirs où le virus s'est attaché opiniâtrément parla négligence ou l'insuffisance du traitement ; je soutiens même que ces ulceres sont plus difficiles à guérir, qu'ils n'étoient au commencement de la maladie, puisqu'ils sont si rebelles aux remedes, & qu'ils déconcertent les plus expérimentés dans la pratique.

Si ce n'étoit qu'un relâchement, un atônie dans les parties, l'écoulement dont je parle, ne se guériroit pas par les remedes que j'emploie contre ces sortes d'ulceres vénériens.

Il est donc bien plus raisonnable de croire que l'écoulement n'est produit que par les ulceres qui n'ont pu être détruits par les remedes qu'on auroit employés en panfant. Ce qui sert à le prouver, c'est que l'usage de ceux que j'emploie, rend à la matiere la couleur qu'elle avoit au commencement de la maladie, de sorte qu'elle devient jaune, verdâtre, & avec tous ses premiers caracteres.

D'ailleurs le canal de l'urethre, dans les endroits d'où la matiere est fournie, est extrêmement sensible ; ce qui n'arriveroit sûrement pas, si l'écoulement ne dépendoit que d'un relâchement des parties qui dans cet état doivent prêter beaucoup plus, & avoir moins de sensibilité.

Venons maintenant à l'écoulement habituel des femmes que l'on qualifie du nom de fleurs blanches : on verra par l'analogie, que l'on doit attribuer les mêmes effets aux mêmes causes dans l'un & l'autre sexe. Les femmes ignorent de bonne foi, mais se déguisent plus souvent ce qui peut donner lieu à cette incommodité. Ce qui fait que la plûpart sont dans une profonde sécurité sur la nature & les causes de cette espece de maladie, c'est qu'elles ne se rappellent point ce qui peut leur être arrivé dans leur premiere jeunesse, comme on peut en juger par l'histoire suivante.

La fille d'une Marchande lingere qui n'avoit pas encore cinq ans accomplis, mais qui, par sa taille & par ses forces, paroissoit en avoir davantage, me fut amenée par sa mere. Il y avoit quinze jours qu'elle souffroit une ardeur d'urine très douloureuse, & qu'elle rendoit par la vulve une matiere fort abondante. Après que j'eus tiré de la mere les éclaircissemens convenables, & qu'elle m'eut assuré que sa fille n'avoit jamais eu auparavant d'écoulement, je visitai les parties naturelles de la malade ; les grandes levres & l'ori-

fice du vagin étoient ulcerés, & il en fortoit une matiere jaunâtre, ou plutôt tirant fur le verd. Pour être plus sûr de
l'état de la petite fille, quoique tout con-
courût à défigner le véritable caractere
de fa maladie, je la fis interroger par fa
mere, & on fçut d'elle qu'un garçon de
13 à 14 ans qui demeuroit dans la maifon à côté de la fienne, & qui la tenoit
fouvent fur fes genoux, lui avoit mis le
doigt, à ce qu'elle difoit, dans cette partie,
ce qui lui avoit fait beaucoup de mal. Il
fut bien décidé depuis que ce qu'elle en-
tendoit par le doigt, étoit la partie virile
de ce jeune homme. Celui-ci avoua lui-
même qu'il avoit un mal qui lui avoit été
communiqué depuis fix mois par une autre
fille, & qu'il n'avoit pas ofé le déclarer à
fes parens : ainfi la maladie de cette jeune
fille fe trouva une véritable Gonorrhée virulente. Sa mere me preffa fort d'en entre-
prendre le traitement; mais pour la fingularité du fait, je voulus auparavant qu'un
homme de l'art prononçât fur le caractere
de la maladie ; elle fut trouvée telle que
je la viens de dire, par un homme de l'art,
après quoi je traitai la malade felon ma
méthode, & elle fut guérie.

Ce même Médecin a été témoin de
l'hiftoire fuivante.

Une fille de neuf ans, & un garçon de treize demeuroient dans la même maison, & vivoient familierement ensemble. Les parens qui ne pouvoient soupçonner qu'on fût susceptible à cet âge d'un penchant pour les plaisirs de l'amour, leur donnoient toutes sortes de libertés, & regardoient leurs démarches comme fort innocentes : on les laissoit même coucher dans la même chambre ; mais la petite fille se trouva enfin atteinte d'une vraie Gonorrhée virulente que lui avoit donnée le jeune garçon, & qu'il avoit lui-même gagnée depuis quelque tems avec une fille infectée de mal vénérien. On peut voir par cette aventure, combien les peres & meres ont tort de permettre des entrevues secrettes aux enfans de différent sexe, & quelles conséquences fâcheuses il en peut résulter. Si on n'avoit pas connu la véritable cause de la maladie de cette petite fille, si on ne l'avoit pas traitée & guérie, elle seroit arrivée avec son mal à l'âge d'être mariée ; elle l'auroit communiqué à son mari qui n'auroit pas manqué de la soupçonner de libertinage ; elle s'en seroit défendue jusqu'à persuader de son innocence, & l'on auroit attribué à des pertes blanches, ce qui réellement auroit été une Gonorrhée. Si la plûpart des fem-

F vj

mes vouloient faire de férieuses réflexions
fur les premieres années de leur vie, fur certaines chofes que l'enfance leur faifoit regarder alors comme indifférentes, peut-
être reviendroient-elles bientôt de l'erreur où elles ont été fi long-tems fur le caractere & la nature de leurs prétendues
fleursblanches.On a vu de fort jeunes gar-
çons qui s'étoient infectés avec des courti-
fannes, communiquer la Gonorrhée à de
petites filles qui ne pouvoient fçavoir ce
que cé pouvoit être que ce mal ; & je demande à quantité d'autres fi elles ne fe
reffouviennent pas d'avoir fouffert les careffes de quelque débauché, dans un âge
d'autant plus facile à être abufé, qu'on
n'y diftingue point encore affez le bien
d'avec le mal, & qu'on a beaucoup moins
de pudeur, parce qu'on a plus d'innocence. Il n'eft que trop vrai, à la honte
de l'humanité,qu'il fe trouve des hommes
affez perdus d'honneur & de Religion,
pour corrompre des filles de l'âge le plus
tendre, ou par des careffes, & de petits
préfens, ou par violence, & cela même
lorfqu'ils font attaqués de quelque maladie vénérienne.

Le nombre de pareils monftres n'eft
que trop confidérable, & les parens ne
peuvent trop fe tenir en garde pour

sauver leurs enfans de leur brutalité.

Quant aux femmes qui se font illusion sur l'écoulement habituel qui leur reste après le traitement d'une Gonorrhée virulente, ou qui leur est venu après un commerce suspect, on ne peut trop s'étonner qu'elles s'étourdissent sur un mal si dégoûtant & si dangereux pour les suites. Quelles que soient les chimeres qu'elles se figurent, pour se tranquiliser l'esprit, la cause du mal n'en est pas moins un ferment vérolique, dont elles seront tôt ou tard les victimes, si elles négligent d'en chercher les remedes.

Cependant il n'en est pas une qui soupçonne l'existence de quelque ulcere dans leurs parties naturelles ; toutes attribuent l'accident, sur la foi de ceux qui favorisent leur erreur, à un simple relâchement, & se reposent sur la certitude où elles sont que rien n'est si commun que les fleurs blanches ; mais ce qui sert à entretenir leur sécurité, devroit faire tout le contraire, si elles vouloient réfléchir sérieusement. Les fleurs blanches régnent presque dans toutes les grandes Villes, & plus à Paris qu'ailleurs ; elles sont assez rares dans les Provinces, & on n'en voit presque point dans les campagnes éloignées. D'où vient cela, si ce n'est parce que la

Capitale eſt, pour ainſi dire, le centre
de la débauche & des accidens qui en ſont
le fruit ; que la licence & le dérégle-
ment des mœurs s'y établiſſent avec im-
punité, par la facilité qu'on y trouve de
cacher les intrigues, de ſauver les apparences, & de ſe donner carriere obſcuré-
ment ; au lieu que dans les petites Villes
on eſt privé de ces avantages dangereux,
& expoſé aux cenſures de ceux qui
peuvent éclairer facilement les démarches ſuſpectes parmi un petit nombre
d'Habitans. Mais je ne ſçaurois trop le
répéter, qu'on ne s'abuſe point ſur la nature de la maladie dont je parle ; rien n'eſt
ſi vrai qu'elle eſt preſque toujours cauſée
par un vice vénérien, & que la matiere eſt
fournie par des ulceres réels. J'en ſuis tellement convaincu, par nombre d'expériences, qu'il ne me reſte plus le moindre
doute là deſſus. J'ai examiné le vagin de
pluſieurs femmes attaquées de ce mal, à
l'aide d'un inſtrument (*a*) qui peut
dilater conſidérablement cette partie, ſans
cauſer de douleurs, & j'y ai trouvé de
véritables ulceres, quoique les malades
ne s'en fuſſent jamais doutées, & qu'elles
euſſent ignoré juſques-là la cauſe de leur

(*a*) On verra la planche avec la deſcription à la fin
de ce volume.

état. Des gens de l'art peuvent verifier la même chose , & prononcer ensuite si l'on doit ajouter foi à mes paroles.

Il est étonnant de voir combien l'on aime à s'abuser sur ces sortes d'accidens. Qu'on ait une maladie d'un autre genre, quoique les symptomes n'en soient pas fort pressans, rarement on s'étourdit sur son état, on en craint les suites fàcheuses, on consulte les gens de l'art, on écoute leurs avis, on prend des remedes, & on observe un bon régime ; mais pour les restes d'une Gonorrhée , on les méprise, on les regarde comme une bagatelle, on ne s'en met nullement en peine , & on va toujours son train avec une parfaite confiance. Rien n'est plus commun que d'entendre dire aux personnes qui se trouvent dans le cas : je ne me sens point de mal, je fais bien toutes mes fonctions, & je me porte à merveille ; il est vrai qu'il me reste un petit écoulement, mais ce n'est rien, la matiere en est louable, de bonne couleur & ne m'empêche pas de boire avec mes amis, & de me divertir avec les femmes.

Les femmes tiennent à peu près le même langage par rapport aux prétendues fleurs blanches. C'est pourtant ce petit écoulement, cette bagatelle, qui occa-

sionnera des maux funestes , & qu'on ne
sçauroit trop tôt prévenir. En vain on se
flatte , en vain on en croit aux apparences
de la santé , c'est un calme dangereux qui
sera suivi des plus grandes tempêtes.

Je rapporterai à cette occasion des
faits dont j'ai été témoin.

Un Officier , au service du Roi des
deux Siciles , en garnison à Messine , qui
avoit été plusieurs fois la victime de ses
galanteries , avoit des écoulemens de tems
à autre , ensuite de la derniere Gonorrhée
dont il s'étoit fait traiter. Quand le flux
séminal disparoissoit , il se croyoit entierement guéri ; mais dès qu'il faisoit quelques excès , la matiere recommençoit à
couler , & lui causoit des allarmes :
c'étoit une alternative de crainte & de sécurité. Il s'attacha enfin sérieusement à une
jeune demoiselle , & comme il éprouvoit
de sa part une résistance opiniâtre , ses
feux n'en devinrent que plus violens , &
voyant que sa maîtresse visoit au mariage , il lui promit de bonne foi de l'épou-
ser , après quoi il ne tarda pas à triompher
de ses rigueurs. Il y avoit long-tems que
l'écoulement n'avoit point paru , & il s'en
croyoit absolument quitte pour toujours.
Malheureusement il fit un voyage , & soit
qu'il eût fait quelques débauches , ou que

le voyage eût réveillé son mal, la matiere commença à couler plus abondamment que jamais. Cet accident le surprit beaucoup : il eut l'injuſtice de l'imputer à la demoiſelle qui cependant avoit été fort ſage juſqu'à lui, & qui même n'avoit éprouvé aucune mauvaiſe ſuite de ſes approches. Dans cette prévention injurieuſe contre la conduite de cette fille, il rompit ſa promeſſe, ne voulut plus entendre parler de mariage, & tout ce qu'on put faire pour l'aſſurer de la parfaite ſanté dont elle jouiſſoit, ne le perſuada pas.

S'il eût été raiſonnable, au lieu de s'en prendre à cette Demoiſelle qui étoit fort innocente, il eût fait réflexion que cet accident étoit le même que celui qu'il avoit déja éprouvé avant la ſéduction de ſa maîtreſſe ; qu'il portoit le germe du mal dans ſon ſein ; que le levain en étoit ancien, & qu'il n'en pouvoit attribuer la cauſe qu'au mauvais traitement de ſa derniere Gonorrhée.

On peut conclure de cette hiſtoire qu'il eſt très - facile de s'abuſer ſur ſon état, enſuite d'une Gonorrhée mal traitée ; & que les accidens qui en réſultent, ſont très-dangereux, & peuvent devenir une ſource d'injuſtices pour les hommes, & de déſeſpoir pour les malheureuses victimes de leurs séductions.

Voici un autre exemple qui le confirmera davantage.

Deux Etrangers demeurant à Paris, à peu-près du même age, & liés depuis long-tems d'une étroite amitié, se mariérent presque en même tems. Cet engagement de part & d'autre ne prit rien sur leur ancienne liaison ; ils se voyoient très-souvent, & se félicitoient l'un & l'autre du choix qui les avoit fixés. Mais l'amour rompit bientôt cette bonne intelligence. L'un d'eux prit du goût pour la femme de l'autre, & ne tarda pas à lui inspirer les mêmes feux ; il la rendit infidelle, & usurpa long-tems les priviléges du mari ; à la fin il lui communiqua une Gonorrhée complette. Il n'avoit d'abord lui-même que quelques petits écoulemens de tems à autre, auxquels il ne faisoit point d'attention ; mais ils empirérent ensuite, & il fut convaincu qu'il étoit attaqué d'une violente chaudepisse. Cependant sa femme qu'il voyoit toujours, malgré ses amours furtifs, ne fut point infectée, & lui qui ne croyoit point que son mal fût un effet de ses débauches anciennes, soupçonnoit, tantôt sa propre femme, tantôt celle de son ami, & ne sçavoit laquelle des deux il devoit croire

coupable, étant néanmoins toujours bien
persuadé qu'il ne devoit s'en prendre de
cet accident qu'à l'une ou à l'autre, n'ayant
vu depuis fort long-tems que ces deux
femmes. Cependant il pria sa maîtresse de
se laisser visiter ; elle y consentit , & l'on
trouva qu'elle étoit véritablement attaquée d'une Gonorrhée fort virulente, tan-
dis que l'épouse n'avoit absolument point
de mal. Il fut prouvé que c'étoit son ancien
écoulement qui avoit infecté sa maîtresse ,
& qu'il avoit été renouvellé & renforcé
par l'autre depuis la communication : il
n'est point étonnant que sa femme
n'eût point pris de mal ; on sçait
qu'il faut avoir pour cela des dispositions qui sont plus grandes dans quelques-uns que dans d'autres. De deux
personnes qui verront une femme atteinte
de cette maladie, l'une la gagnera, & l'autre en sera exempte ; c'est ce que l'expérience confirme chaque jour. Je conclus
donc que s'il se trouve réellement des ulceres dans le vagin des femmes qui ont un
écoulement habituel , de quelque couleur
qu'il paroisse , il doit s'en trouver de même dans l'urethre des hommes à qui il
reste un flux involontaire de semence
après le traitement d'une Gonorrhée virulente.

Les preuves que j'en ai déja apportées, l'action du virus qui eſt la même dans les deux ſexes, & les expériences que je viens de dire, forment une conviction à laquelle on ne peut raiſonnablement ſe refuſer. Il eſt donc d'une néceſſité abſolue pour les hommes & pour les femmes, de ne point s'aveugler ſur un mal d'une conféquence ſi dangereuſe, de prévenir, par des remedes convenables, les maux dont ils ſont menacés, comme la Vérole univerſelle, un amaigriſſement, une conſomption de tout le corps, la honte, la douleur & la mort ; & pour ceux qui auront contracté nouvellement une Gonorrhée virulente, de ſe défier des méthodes ordinaires, & de prendre les moyens les plus ſûrs, pour être guéris radicalement.

Je prévois qu'on ne manquera pas de me dire que ſi je poſſede en propre, & excluſivement cette méthode ſûre, je dois en faire part au public ; que la nature de la profeſſion que j'exerce, exige de moi cette généroſité, & qu'il eſt d'ailleurs de tout bon Citoyen de ne pas priver la ſociété d'un bien dont les avantages peuvent s'étendre ſi loin & ſur un ſi grand nombre de perſonnes. Je réponds à cela que mon intention eſt bien de le faire un jour ; que je croirois me rendre

coupable envers le Public, fi j'enterrois
mon remede ; mais que je dois craindre
de le publier d'abord, pour ne le point
expofer à être décrié par le mauvais ufage qu'on pourroit en faire, & dont la
faute pourroit retomber fur moi. Il n'eft
que trop de gens avides de fecrets, dont
l'ignorance pourroit altérer ma méthode , l'adminiftrer mal adroitement, &
par-là la rendre inefficace , pour ne
pas dire dangereufe : alors on pourroit s'en prendre à l'Auteur, & tout le
mal feroit mis fur fon compte, quoique
fort injuftement. On ne doit donc pas
trouver mauvais que j'attende, pour faire
un préfent général du fruit de mon étude & de mes expériences, que la bonté
en ait été conftatée par des fuccès qui feront toujours certains dans mes mains,
& qui feroient fort douteux dans celles
des autres , par un excès d'avidité &
de précipitation. Quand on fera bien
convaincu que cette méthode eft la
plus fûre jufqu'aujourd'hui , alors je
fuis réfolu de la communiquer & de publier avec fincérité toutes les régles qu'il
y faut obferver, pour ne point faire manquer fes effets.

Je ne prétends pas empêcher les malades d'avoir recours aux Chirurgiens en

qui ils ont confiance ; ils feront libres de
ne s'adreffer à moi qu'après qu'ils auront
été convaincus de l'inefficacité de leurs
remedes.

Au refte je ne m'aviferois point de certifier fi pofitivement qu'elle eft préféra-
ble à toutes les autres , ou plutôt qu'elle
eft la feule qui puiffe combattre & détruire la caufe du mal , fi je n'étois fûr de
fes effets. Ceux qui connoiffent ma
façon de penfer , fçavent combien elle eft
éloignée de ces petites rufes , de ces ar-
tifices groffiers que fuggere l'envie de s'é-
lever , & de gagner aux dépens de la
vérité , & fouvent des malades trop cré-
dules. Graces à mon travail & aux fuccès
de mes remedes , je me vois en état de
borner uniquement mes vœux à la gloire
d'être utile encore , fans aucune autre
vûe d'intérêt. Il eft vrai qu'on voit écle-
ré une foule de livres , dont les Auteurs
promettent des merveilles , & qui , par
le peu de fuccès qu'ils ont eu , pourroient prévenir contre le mien , les efprits déja dégoûtés de la vanité de leurs
promeffes , & de leurs raifonnemens ;
mais les fuffrages que l'on a déja accor-
dés à ma méthode , & les preuves que
j'ai données , qu'elle ne contenoit rien
qui ne fût conforme à l'exacte vérité , me

font efpérer qu'on ne me confondra point
avec quantité d'autres, & que le Public
accueillera favorablement mon ouvrage
& le deffein que je m'y propofe.

CHAPITRE VIII.

Obfervations fur plufieurs cas particuliers concernant la Gonorrhée virulente.

SI les exemples font néceffaires en général par rapport à toutes les fciences ; on peut dire qu'ils font effentiels par rapport à celle qui a pour objet la cure des maladies. C'eft principalement ici qu'ils doivent venir à l'appui des réflexions, pour convaincre ceux qui pourroient former quelques doutes fur la fincerité de qui fe propofe de les inftruire.

Les Obfervations d'ailleurs ont toujours été regardées comme la Bouffole de la pratique. Hippocrate & les grands hommes qui l'ont fuivi, nous en ont donné l'exemple. Celles que je rapporte ici font d'une nature à convaincre les efprits les plus indociles. On y verra clairement que je ne parle que d'après les experiences les plus certaines, & que tout ce que j'ai avancé eſt ſondé ſur des faits inconteſtables. Il n'y a pas d'apparence qu'on les chicane comme des choſes controuvées, & fabriquées dans le ſilence du Cabinet. Une pareille injuſtice ne peut ſe ſuppoſer.

Il eſt vrai que je tais les noms de la plûpart des malades qui ont occaſionné ces Obſervations. Mais on n'eſt point en droit d'exiger qu'on les déclare. On ſent aſſez les inconvéniens d'une pareille indiſcrétion. D'ailleurs les perſonnes intéreſſées peuvent être aſſez génereuſes pour confirmer la verité de ce que j'avance, & les témoins reſpectables que je cite en pluſieurs endroits, ſont une preuve ſuffiſante que je ne publie rien qui puiſſe être démenti.

Monſieur N.... de Saint Domingue, âgé de 17 ans, extrêmement ſage & reglé dans ſes mœurs, nous fournit une Obſervation bien digne de remarque, par ſa ſingularité & par la guériſon de la maladie dont il ſe trouva attaqué. Il lui ſurvint des dartres vives autour des oreilles qui l'incommodoient beaucoup, autant par une démangeaiſon importune & par leur difformité, que par le ſuintement continuel d'une humeur âcre & de fort mauvaiſe odeur. On lui fit toutes

ſortes

fortes de remédes pendant près d'un an,
mais fans fuccès, & fans qu'il parût aucun changement à fon état. A la fin on
abandonna la méthode dont on s'étoit
fervi jufqu'alors, & on lui fit l'application d'un topique, qui à la vérité def-
fécha & fit difparoître les dartres en fort
peu de jours ; mais qui n'avoit fait que
repouffer le mal dans l'intérieur, comme
il parut bientôt par un écoulement fort
abondant qui furvint par la verge. Cet
accident ne pouvoit être regardé comme Vénérien ; les mœurs du jeune
homme le mettoient à couvert de tout
foupçon, & la déclaration pofitive qu'il
fit à fes parens & aux Chirurgiens, qu'il
n'avoit jamais eu de commerce avec aucune femme, ne laifferent point douter
que la maladie n'eût un tout autre principe, d'autant plus qu'il n'avoit aucun
intérêt à déguifer la vérité, & qu'au
contraire il en avoit beaucoup à donner
tous les éclairciffemens poffibles pour
être délivré d'un état auffi fâcheux, outre que fes parens l'aimoient avec beaucoup de tendreffe, & qu'il ne devoit
point craindre des reproches de leur
part au cas qu'il les eût mérité. Les
parens allarmés de la fingularité & du
danger de cet événement, jugerent que

le mal étoit d'une nature, à avoir befoin des lumieres & des fecours des plus
habiles maîtres de l'Art. Ils amenérent
le malade à Paris où ils confultérent
Meffieurs Morand, Foubert & Guérin,
tous trois Chirurgiens de cette Ville,
dont le mérite eft généralement reconnu,
& qui opinérent unanimement à l'admi-
niftration des grands remédes. Le jeune
homme s'y foumit , & fut traité très-
méthodiquement , & avec tout le foin
& tout le régime poffible. Mais ce fecours n'eût point l'effet qu'on s'en étoit
promis , & l'écoulement continua toujours. On me pria de voir le malade ,
& après que j'eus examiné fon état, je
propofai l'application de mes remédes ,
ce qui fût accepté par les parens & par
Meffieurs les Chirurgiens que je viens
de nommer , lefquels voulurent bien
confier ce jeune homme à mes foins.
Le fuccès remplit parfaitement mes efpérances. Dans deux mois de l'application de ma Pommade metallique , le
malade fut guéri radicalement à la fatis-
faction de fes parens , & des trois Chirurgiens célébres qui peuvent certifier
cette guérifon.

Ophtalmie Vénérienne.

MONSIEUR l'Abbé N.... fut attaqué subitement d'une inflammation confidérable aux yeux, qui fut fuivie en moins de trois jours d'une fuppuration abondante avec une perte prefque totale de la vûe, de forte qu'il fe trouvoit en péril d'en être privé pour toujours & fans reffource. On avoit mis en ufage tout ce que l'Art peut indiquer de fecours en pareils cas, comme faignées, bains, parfums, anodins, & collyres de toute efpèce ; mais rien ne pouvoit arrêter le progrès du mal. Comme il empiroit de jour en jour, je fus appellé en confultation. J'examinai avec attention le Malade, & lui demandai des éclairciffemens préliminaires fur le commencement de fon accident, & fur ce qu'il penfoit y avoir donné lieu. Le cas me parut très-férieux & embaraffant & me fit juger qu'il pouvoit bien venir d'un principe Vénérien. Perfonne jufqu'à moi n'avoit ofé former contre lui le moindre foupçon de pareille chofe, & encore moins lui faire des queftions qui tendiffent à un éclairciffement de cette nature. Mais ayant fait réflexion qu'il faut quelquefois aider à l'a-

G ij *

veu d'un Malade , & prévenir sa mauvaise honte par des questions qu'il est
souvent bien aise qu'on lui fasse , & que
d'ailleurs il n'y avoit point de tems à
perdre pour le tirer du péril où il
étoit , j'osai lui proposer mes doutes.
Il m'avoua de bonne foi qu'il y avoit
peu de tems qu'on l'avoit traité d'une
Gonorrhée qui s'étoit déclarée quatre
mois auparavant , & qui avoit été arrêtée par des injections astringentes , &
par d'autres remèdes de la même nature
pris intérieurement. Ce rapport me fit
juger que ces secours imprudens avoient
occasionné une métastase par laquelle le
mal avoit abandonné son siége pour se
porter aux yeux. Je me réglai sur ces
indications , & pour montrer aux Médecins & Chirurgiens ordinaires du Malade , & à lui-même, que j'étois fondé
dans mon opinion , je n'appliquai point
de topique sur les yeux. Je lui fis prendre seulement quelques poudres apéri-
tives où entroit le Mercure doux ; ensuite de quoi je lui introduisis mon remède dans l'uréthre par le moyen des
bougies , & en moins de vingt-quatre
heures la suppuration se rétablit dans ce
canal. A proportion que la matiere couloit par l'uréthre , elle diminuoit dans

les yeux, & dans cinq ou six jours elle y
fut tarié entiérement ; l'inflammation y
disparut ; les organes reprirent leur état
ordinaire, la vûe fut rétablie, & le Malade guérit parfaitement en moins de
quarante jours.

On voit par cette observation que la
vertu de mon reméde, est non - seulement de guérir le vice dans l'uréthre,
c'est-à dire, d'arrêter ses suites, quand
il n'y a plus de cause qui l'entretienne,
mais encore de le rappeller dans ce même canal, quand quelque cause ou accident particulier lui font prendre une
route étrangère pour se jetter sur une
autre partie.

Ulcere cancereux à la partie supérieure de la matrice.

Monsieur N...... guéri depuis peu
d'une fistule au périnée dont il avoit
manqué de périr, me pria d'examiner
l'état d'une jeune femme avec qui il vi-
voit. Elle m'exposa les accidens de son
mal, & selon elle, ce ne pouvoit être
que des fleurs blanches. Je lui déclarai
là dessus que c'étoit une véritable Gonorrhée virulente, & des mieux carac-
térisées, & qu'elle ne pouvoit guérir

que par les remédes antivénériens convenables. Mais elle me répondit qu'elle
en avoit déja fait de femblables par
l'ordonnance de fon Médecin, & que
ces fecours n'ayant produit aucun bon
effet, c'étoit une preuve que le mal ne
partoit nullement du principe que je
fuppofois, que d'ailleurs elle ne fouffroit pas affez pour s'affujettir à cette
efpèce de traitement, qu'elle vouloit aller paffer quelques jours à fa campagne,
& qu'elle verroit enfuite ce quelle auroit à faire. Cependant des douleurs
extrémement vives qu'elle reffentit quelque tems après, lui firent chercher les
fecours dont elle avoit befoin. Tout ce
qu'il y avoit d'habiles gens tant en Médecine qu'en Chirurgie, furent conful-
tés, & lui prefcrivirent différens remédes dont elle ne fe trouva pas mieux.
Elle me rappella enfuite, & l'examen
de la partie m'ayant fait découvrir un
ulcère cancereux à la partie fupérieure
de la Matrice du côté de la Veffie, je
jugeai le mal incurable, & me retirai.

Elle s'adreffa enfuite à un Médecin,
qui reconnut, ainfi que moi, la nature de
l'ulcère, qu'il lui promit néanmoins de
guérir, & commença à la traiter par
une méthode qui lui eft particuliére.

Mais ce traitement qui dura trois mois sans interruption , ne procura aucun soulagement ; & le cancer , bien loin de diminuer , fit un tel progrès du côté de la veffie , qu'il pénétra dans la capacité de ce vifcère : les urines fortoient involontairement par le vagin avec dès douleurs extrêmes & continuelles. Je fus encore mandé pour vifiter la malade , & la trouvai dans un état déplorable. Je portai le doigt dans la partie , & trouvai la veffie toute percée , & gangrénée. Son vifage étoit pâle , défait & femblable à celui d'un cadavre hideux , quoiqu'elle m'eut parû la premiéte fois qu'elle me confulta , une des plus belles & des plus aimables femmes qu'on pût voir. Elle m'affura , ainfi que toutes les perfonnes de la maifon , que le Médecin la jugeoit guérie , à peu de chofe près. Mais je leur dis que je la croyois perdue fans reffource. Effectivement elle mourut peu de jours après dans des tourmens infupportables , & en jettant des cris épouvantables. Meffieurs Morand , Foubert , Rufel , Jar & Guérin ont connu la malade. Il eft certain que ce malheur n'eft dû qu'à une Gonorhée virulente qu'elle regardoit comme des fleurs blanches , & pour laquelle elle ne

G iiij

s'étoit point mife en peine de recourir aux remédes convenables , parce que quelques amies qui la voyoient fouvent, lui difoient qu'elles avoient un écoulement tout femblable , qui ne les incommodoit aucunement, & qui leur paroiffoit une bagatelle pour laquelle elles n'avoient jamais fongé à fe droguer.

Tumeur & Ulcere carcinomateux à l'orifice de la matrice.

Mademoifelle N...... fut mariée à l'âge de dix-fept ans, à un Seigneur étranger. Elle jouiffoit d'une fanté parfaite lors de cet engagement. Quelques mois après étant devenue groffe , elle s'apperçut d'une efpèce d'écoulement femblable aux fleurs blanches, qu'elle regarda comme un effet de fa groffeffe. Au terme ordinaire elle accoucha d'un garçon qu'on mit en nourrice , mais comme l'écoulement qu'elle avoit crû devoir finir après fon accouchement , duroit toujours, elle confulta fon Accoucheur qui lui fit quelques remédes qui n'eurent aucun effet. Elle devint groffe pour la feconde fois, & accoucha à terme d'un autre garçon ; enfuite de quoi elle fut trois ans fans faire d'enfans.

Mais son écoulement qui étoit toujours aussi abondant que jamais, lui causoit de grandes inquiétudes , & l'obligea de s'adresser à M. Jar , qui lui dit que son mal n'étoit point des fleurs blanches , qu'il étoit d'une nature bien différente , & exigeoit de tout autres remédes que ceux qu'elle avoit employés jusques-là. Mais elle refusa de s'y soumettre, & ne voulut point ajoûter foi aux sages conseils que lui donnoit M. Jar , s'imaginant qu'il ne se connoissoit nullement à sa maladie , & qu'il n'avoit peut-être dessein que de l'allarmer. Cependant elle sentit dans la suite des douleurs, qui dans le commencement étoient assez supportables , mais qui augmentérent de jour en jour , & devinrent enfin d'une violence extrême. Elle consulta tout ce qu'il y avoit de Médecins & Chirurgiens en réputation, & prit pendant trois ans des remédes de toute espèce , mais sans en recevoir le moindre soulagement. Enfin il se déclara à l'orifice de la matrice , qu'on appelle museau de chien , *rostrum canis*, une tumeur qui devint skyrrheuse & ulcérée , & qui, quand on la touchoit, causoit à la malade des douleurs insupportables. Elle fut mise au ait pour toute nourriture , & elle con-

G v

tinua de prendre des remédes qui n'o-
pérérent aucun changement à son état.
Outre ses Chirurgiens ordinaires, il y en
eut un qui étant consulté sur cette maladie, fut d'avis qu'on devoit la traiter
par les grands remédes. Mais la malade
épouvantée ne voulut pas en entendre
parler, non plus que ses parens qui ne
purent jamais se persuader qu'elle eût
besoin de ces sortes de secours, parce
que, disoient-ils, il n'y avoit pas la moindre apparence qu'elle fut attaquée du
mal auquel ils conviennent. Ils eurent
lieu de se repentir de leur obstination.
La malade mourut quelque tems après
dans les tortures les plus cruelles. Son cadavre ayant été ouvert, on découvrit
un ulcère carcinomateux près de la tumeur, à l'endroit où la matrice fait le
plongeon dans le vagin, & où la matiére de la Gonorrhée virulente se dé-
pose toujours dans les femmes qui en
sont atteintes. Cependant un an après,
le mari pressé par les accidens qui lui
survinrent, prétexta un voyage dans
son pays, où il s'enferma pour passer
par les remédes qui auroient pû sauver
son épouse, si elle eût voulu s'y soumettre, & sa guérison prouva, mais trop
tard pour la défunte, que l'on eût fait

agement de fuivre les confeils de M.
Jar.

Ulcere profond & chancreux à la partie in-
férieure de la fourchette proche l'anus.

Madame N.... ayant époufé à l'âge de
dix-fept ans, M..... qui en avoit foixan-
te-quatorze, eut le malheur de prêter
l'oreille aux follicitations d'un jeune
féducteur. Qu'il me foit permis de dire
en paffant qu'une pareille difproportion
d'âge ne manque pas ordinairement d'ê-
tre fatale à l'un ou l'autre des époux, &
que la fidélité en femblable cas eft une
efpèce de miracle, fur-tout par rapport
au fexe. Celle dont je parle fe crut
excufable de fauffer la fidélité conjuga-
lé, & de fe dédommager des glaces de
fon époux décrépit, dans les bras d'un
jeune homme aimable & tout de feu.
Ce commerce galant dura pendant trois
ans, fans que rien en troublât la tran-
quillité. A la fin, le feducteur ayant été
obligé de quitter la dame pour un voyage de trois ou quatre mois, il devint
infidéle, & apporta à Paris une galanterie dont il fit préfent, entr'autres chofes,
à fa maîtreffe. Peu de tems après le mari
dans un renouvellement de vigueur,

ayant voulu jouir de ſes droits, fut en tiers dans la diſgrace commune de ces jeunes amans. Il ne fut pas long-tems à s'appercevoir d'un mal qui lui avoit été inconnu juſqu'alors, & qu'il n'avoit point mérité. Il s'en plaignit, comme de raiſon, à ſa femme. Celle-ci s'étant excuſée, comme elle put, fit à ſon tour de juſtes reproches à ſon galant, & arracha de lui un aveu qui la mit au fait des accidens qu'elle remarquoit en elle-même. On prit des arrange-mens convenables, & le Chirurgien du jeune homme fut chargé de la Cure de tous les trois. L'époux & le galant furent bientôt guéris, du moins en ap-parence ; mais il reſta un écoulement à la jeune femme qu'on regarda comme une bagatelle, & qu'on lui dit n'être plus que des fleurs blanches ordinaires. Elle n'eut pas de peine à ſe laiſſer per-ſuader, parce qu'on adopte volontiers tout ce qui flatte & raſſure l'imagina-tion, ſur-tout en pareil cas. Cependant elle fut bientôt déſabuſée par un ulcère profond & chancreux qui ſe déclara à la partie inférieure de la fourchette pro-che l'anus, & dont les douleurs étoient ſi vives & ſi cuiſantes qu'elles ne lui laiſſoient de repos, ni le jour, ni la nuit. Dans cette extrémité, elle tenta toutes sortes de remédes ; mais comme elle n'en recevoit aucun soulagement, elle crut devoir s'adresser à moi, & m'écrivit un billet en me priant de me trouver en certain endroit où elle défiroit de me confulter. Je me rendis au lieu marqué, & après avoir examiné la malade, je lui déclarai qu'il n'y avoit point de tems à perdre, que fon mal étoit d'une nature à ne point fouffrir de délais, faute de quoi, il étoit dangéreux qu'il ne devint incurable. Je lui propofai enfuite ce qu'il y avoit à faire ; mais elle me dit que ceux qui l'avoient vûe avant moi, ne l'avoient pas fi fort allarmée, & qu'elle croyoit, fur leur rapport, que cet accident n'étoit caufé que par l'acrimonie des fleurs blanches qu'elle avoit depuis long-tems. Je fis tout ce que je pû pour la détromper, & lui dis que je ne me mêlois point de traiter la maladie qu'elle fuppofoit, qu'ainfi, fi elle croyoit bien certainement que ce fuffent des pertes blanches, je ne pouvois rien faire pour fon fervice ; mais que dans peu les progrès de fon mal ne lui prouveroient que trop qu'elle étoit dans l'erreur. Là deffus elle me quitta. Néanmoins quelques jours après elle me demanda une seconde entrevûe, où elle me dit enfin, qu'elle étoit déterminée à se soumettre à tout ce que je voudrois pour sa guérison, & me fit l'histoire de son accident. Je lui fis donc les remédes convenables, mais comme il y avoit des ménagemens à garder pour sauver les apparences, & que ses régles duroient plus long-tems qu'à l'ordinaire, le traitement fut assez long, mais elle guérit enfin parfaitement.

Ardeur d'urine vénérienne accompagnée de douleur au milieu de la verge, avec une courbure très-douloureuse, sans écoulement.

Monsieur N...... Capitaine de Vaisseau marchand, dans un voyage qu'il fit à l'Amérique, eut une fantaisie d'amour pour une jeune Négresse, qui ne lui fut pas cruelle. Deux jours après cette aventure, il remit à la voile pour s'en revenir en France, mais à peine fut-il en pleine mer, qu'il sentit une ardeur d'urine des plus violentes. Surpris de cet accident, il examina sa verge, & en vit couler une goûte de pus très-verd qu'il montra aussi-tôt à son Chirurgien. Celui-ci lui dit, que le mal étoit Véné-

rien, & qu'il alloit lui donner des remédes pour faire couler la Gonorrhée. Il
employa effectivement pour cela tout
ce que fon art lui fuggéroit de fecours,
mais loin que l'effet répondit à fes efpérances, l'ardeur d'urine ne fe relentit
point, & il furvint en outre une douleur qui fe fixa au milieu du corps de la
verge, avec une courbure confidérable
& très-douloureufe, de forte que quand
quelque chofe touchoit à cette partie,
c'étoit un tourment infupportable. Le
malade fut en cet état pendant trois
mois que dura la navigation. Son voyage
fini, il appella en confultation plufieurs
Praticiens habiles qui furent d'avis que
le vrai moyen de la guérir, étoit d'é-
tablir l'écoulement, & propoférent pour
cet effet différentes fortes de remédes.
Mais ayant été traité fort long - tems
fans fuccès, de la maniére qu'on jugeoit la plus convenable, il me fit prier
de me rendre chez lui. Je lui propofai
l'ufage de ma pommade Anti-gonorrhoï-
que, qu'il accepta, & dont l'effet lui fut
fi falutaire, que quelques heures après l'é-
coulement parut. La Gonorrhée cou-
la toujours près de deux mois & demi ;
& pendant l'application du topique, je
lui fis prendre intérieurement les remé-

des antivénériens indiqués, moyennant quoi il fut très-bien guéri.

Gonorrhée virulente opiniâtre, & traitée deux fois inutilement par les grands remedes.

Monsieur de . . . . Gentil-homme d'une ville considérable peu éloi-gnée de Paris, & attaché à la Cour par un emploi fort honorable, avoit pris une gonorrhée dont il se fit traiter chez lui pendant fort long-tems. Ensuite étant revenu faire son service à Versailles, il continua de prendre de nouveaux remé-des qui ne lui réussirent pas mieux que les premiers. Plein d'inquiétudes sur son état, il résolut d'aller à la source des lumieres, & vint à Paris où on le fit passer par les grands remédes. Mais cette premiere épreuve n'ayant produit aucun bon ef-fet, il essuya encore les frictions quel-que tems après pour la seconde fois, & ne s'en trouva pas mieux. Tant de dépenses inutilement faites, & de remé-des longs & désagréables, employés sans succès, ne pouvoient que le chagriner beaucoup, & il ne croyoit presque plus que son mal fut susceptible de guérison. A la fin il jugea à propos de me consul-

ter, & le voyant résolu à se conduire
par mes avis, & à prendre les remédes
que je lui proposois, je le traitai selon
ma méthode, & le guéris fort heureu-
sement. Il est vrai néanmoins que la Cure
fut lente, & qu'il fallut un assez long-
tems pour la rendre parfaite ; parce que
son tempérament qui avoit été ébranlé
& affoibli par une grande quantité de
remédes inutilement répetés, comme nous
l'avons dit, demandoit beaucoup de
ménagement, & rendoit le traitement
plus difficile.

Ce malade est connu de Messieurs
Astruc, Morand, Foubert & Faget.

Gonorrhée virulente, rebelle pendant trois ans.

Un domestique de M. de..... demeurant rue Coquéron, âgé de 23 ans,
eut le malheur de s'oublier auprès d'une
jeune fille qui lui communiqua une Gonorrhée virulente. Dans cet état il s'a-
dressa d'abord à M. *** qui lui fit prendre de l'essence de nitre, & qui n'en
voyant aucun bon effet, lui proposa de
passer par les grands remédes. Le malade
qui ne croyoit pas avoir aucun symptôme
assez fâcheux pour être dans le cas de ce

traitement qui d'ailleurs l'épouvantoit, quitta M. *** & se mit entre les mains d'un Allemand qui étoit avec M. Hildner. Celui-ci lui promit de le tirer d'affaire en fort peu de tems, & lui fit user de je ne sçai quelle boisson qu'il disoit être infaillible. Mais ce reméde n'ayant rien changé à l'état du malade après trois mois d'un usage régulier & continué, il jugea qu'il lui falloit chercher ailleurs des secours plus efficaces, & desabusé des belles promesses qu'on lui avoit faites, il s'adressa à M........ qui lui donna les remédes ordinaires pendant près de huit mois, sans néanmoins faire cesser l'écoulement. Il est vrai que la matiere n'étoit plus si abondante, mais elle couloit toujours, & sa qualité qui étoit fort mauvaise ne changeoit point, elle étoit toujours verdâtre, âcre, & vraiment purulente. M........ jugea qu'il n'y avoit que les frictions mercurielles qui pussent entierement déraciner le mal. Le malade en reçut huit qui lui procurerent une salivation abondante pendant trente jours. Le succès parut répondre aux vûes de M........ L'écoulement peu-à-peu prit des nuances plus claires & de meilleur augure, & de verdâtre qu'il étoit, devint enfin d'un blanc qui approchoit de la couleur naturelle des liqueurs fpermatiques, mais il ne tariffoit point. Pour achever de dompter un flux fi rebelle, on eut recours aux eaux de forges. Le malade s'en trouva affez bien, il devint même plus gras qu'il n'avoit jamais été ; mais ce n'étoit qu'une fauffe lueur de fanté, qui fe diffippa bientôt avec fon enbompoint. Il retomba peu-à-peu dans fon premier amaigriffement, & l'écoulement a toujours fubfifté de la couleur que nous venons de dire qu'il avoit acquife en dernier lieu. Enfin comme il défefpéroit de fe voir délivré d'un état fi fâcheux, dans lequel il languiffoit depuis trois ans qu'il avoit tenté inutilement toutes fortes de remédes, il vint me trouver par le confeil de M. Guérin mon coufrere. Je le traitai fuivant ma méthode ; le fymptôme qui le chagrinoit beaucoup, difparut entierement, & il recouvra bientôt fa premiere vigueur & fa fanté.

Gonorrhée virulente traitée long-tems inutilement par toutes fortes de remedes.

Monfieur le Marquis de * * *. avoit une Gonorrhée virulente depuis fort long-tems, qui avoit réfifté à tous les

remédes poffibles qu'il s'étoit fait faire
tant en Province, qu'à Paris. Son état
étoit d'autant plus fâcheux qu'il fe trouvoit dans des circonftances où il avoit
befoin d'une très-prompte guérifon. Il
s'agiffoit d'un grand mariage où la fortune & la naiffance concouroient égal-
ment à fon bonheur. Son inquiétude
étoit extrême, & le tems preffoit. Dans
cet embarras il me fit l'honneur de m'appeller en confultation avec Meffieurs
Foubert, Faget & Rufel mes Confreres.
Je lui propofai ma méthode & mon reméde avec la confiance que me donnoient
les épreuves réitérées que j'en ai faites.
Il n'héfita point de fe mettre entre
mes mains ; le traitement dura environ
deux mois, & la guérifun fut pafaite,
comme le peuvent attefter Meffieurs les
Chirurgiens que je viens de nommer.
M. le Marquis auffi-tôt après fit le mariage auquel il afpiroit, & continue de
jouir de la fanté la plus brillante.

Gonorrhée virulente accompagnée de maux
de poitrine, & rebelle à plufieurs
differens remedes.

Monfieur N....... Officier dans la
Marine, âgé de dix-neuf ans, d'un très-

bon tempérament , & jouissant d'une santé parfaite, gagna une Gonorrhée virulente à laquelle se joignirent des maux de poitrine qu'il n'avoit jamais ressentis jusqu'alors. Ces maux augmentoient par l'usage des remédes qu'on lui faisoit pour la Gonorrhée. Néanmoins il persista dans ce traitement pendant trois mois, & l'écoulement ne diminua point. Il quitta la ville où il étoit alors pour se rendre à Paris, & s'adressa à un Chirurgien qui lui fit cesser son écoulement au bout d'un mois ; mais le mal de poitrine augmenta & dura près d'un mois jusqu'à ce qu'il eut vû reparoître l'écoulement qui fut plus abondant qu'auparavant, & le surprit beaucoup , parce qu'il n'y avoit point donné occasion. Pour lors on lui conseilla de se faire administrer les grands remédes par extinction, Il s'y soumit après les préparations ordinaires, s'étant enfermé pour cet effet dans un appartement où il ne recevoit que son Chirurgien & un ami qui ne le quittoit presque jamais. Cependant malgré l'usage des grands remédes pendant près de quatre mois , avec toute l'exactitude & le régime possible , il ne recevoit aucun soulagement, ni pour la Gonorrhée , ni pour le mal de poitrine.

Dans une état si fâcheux il appella en consultation les plus habiles Praticiens de cette ville, qui lui ordonnérent la diette blanche, en lui prescrivant en outre d'autres remédes, particulierement les Mercuriaux & les Balsamiques. Le malade qui avoit envie de boire & de manger, comme à l'ordinaire, ne s'accommodoit guére de ce nouveau régime, il s'y soumit néanmoins, quoiqu'avec assez de répugnance. Il continua pendant quatre mois à faire tout ce qu'on voulut, mais sans aucun succès. Le mal de poitrine subsistoit, l'écoulement étoit plus virulent & plus abondant que jamais, & il étoit beaucoup maigri. On juge bien quelles devoient être ses inquiétudes dans de si fâcheuses extrémités. Plusieurs personnes qui prenoient intérêt à son état, & qui l'avoient découvert malgré ses précautions, lui dirent de me consulter ; mais d'autres prétendirent qu'il n'étoit pas dans le cas de mes remédes, parce qu'il urinoit fort bien, & qu'il n'avoit qu'un écoulement contre lequel je ne pouvois pas plus que ceux qui l'avoient entrepris auparavant. Il traîna encore un mois dans le même état, & sans plus faire de remédes, jusqu'à ce que le hazard ayant voulu que

je me trouvasse à dîner dans une maison
distinguée où il étoit justement à côté
de moi, une Dame de la compagnie,
lui dit qu'il auroit bien dû consulter M.
Daran sur son mal qui étoit si long & si
opiniâtre. Il répondit que malheureusement pour lui, il n'étoit pas dans le cas
de l'application de ses remédes, qu'il
sçavoit qu'il avoit guéri plusieurs de
ses amis, mais que sa maladie étoit
d'une espéce toute différente. Cependant nous passames ensemble dans une
autre chambre où il me détailla l'histoire & les accidens de son mal, & la méthode avec laquelle il avoit été traitée.
Je lui dis qu'il y avoit toute apparence
que les douleurs de poitrine étoient cau-
sées par le reflus de quelques parties virulentes que fournissoit sa Gonorrhée,
qu'en guérissant celle - ci, je rétablirois
sa poitrine, & que si au contraire, elle
étoit affectée par un autre principe, on
lui donneroit les remédes convenables,
après la guérison de la Gonorrhée. Il
goûta mes raisons, & nous primes jour.
Je le préparai d'abord par une saignée,
une médecine légere, quelques bouillons adoucissans où entroient les gre-
nouilles, & par les bains domestiques,
ce qui dura pendant quinze jours, après

quoi je le traitai au moyen de ma po-
made métallique, en continuant toujours
les bouillons, avec une diéte aſſez peu
génante. Dès les premiers jours de ce
traitement, ſa poitrine fut beaucoup
ſoulagée, ce qui continua & augmenta
de plus en plus juſques-là même qu'il
engraiſſa beaucoup en fort peu de tems.
Enfin au bout de trois mois la Gonorrhée fut guérie entiérement, & la poitrine ſi bien rétablie, qu'il n'y reſſentit
plus la moindre douleur.

Cette obſervation donne lieu de croire que le mal de poitrine étoit vénérien,
quoiqu'il paroîtra ſans doute aux gens
qui ne ſont pas aſſez au fait des maladies Venériennes, qu'il y a bien de la
différence entre celles ci & les maladies
de la poitrine. Cependant il y a bien des
hommes qui, avec de prétendus relâche-
mens de vaiſſeaux, & des femmes qui,
avec l'écoulement qu'elles appellent
fleurs blanches, languiſſent long-tems,
& périſſent à la fin de la poitrine, ce qui
n'arriveroit point s'ils ne vouloient point
s'abuſer ſur leur état, & négliger les
remédes convenables.

Ecoulement

Écoulement blanchâtre pendant dix ans après une Gonorrhée virulente, & traité sans succès par differens remedes.

M. de la B * * * âgé d'environ trente-six ans, avoit eu dix ans auparavant, une chaudepisse qui fut traitée par les remédes ordinaires pendant cinq à six semaines ; mais il lui resta un petit écoulement blanchâtre avec une cuisson. Un an après il recommença les mêmes remédes & les continua pendant six semaines sans aucun fruit. Au bout de deux années voyant que les mêmes symptômes duroient toujours, il se remit encore à l'usage des remédes, & se fit pendant un mois des injections deux fois par jour ; mais sans que tous ces secours changeassent rien à son état. Un an avant que de s'adresser à moi, il subit un nouveau traitement à Amsterdam, où on lui fit encore des injections qui n'opérérent pas plus que les premieres. Huit mois après, il prit les bains des eaux minérales pendant quinze jours, & les injections furent employées de nouveau. Malgré tout cela l'écoulement & la cuisson resterent toujours les mê-

H

mes. Enfin étant venu à Paris, son premier soin fut de s'informer s'il y avoit quelqu'un dans cette ville qui pût le guérir. On l'adressa à moi ; je le traitai selon ma méthode, & il fut parfaitement rétabli.

Ecoulement Virulent, tantôt arrêté & tantôt rétabli, & durant ainsi pendant quelques années.

M. de L . . . . . âgé de quarante ans , avoit eu deux chaudepisses, la premiere à l'âge de vingt ans , & la seconde à trente Elles furent traitées à la maniere accoutumée , & parurent bien guéries , l'écoulement ayant cessé au bout de quelques semaines. Six ans après il en prit une troisiéme pour laquelle il fut traité pendant trois mois ; & comme l'écoulement ne disparoissoit point , on lui fit des injections qui n'eurent point d'effet. Cependant il s'arrêta un mois après ces injections , mais il reparut plusieurs fois ensuite , soit après une course à cheval, soit après l'usage des femmes. Deux ans avant que de se mettre entre mes mains, comme il avoit eu affaire avec une femme qu'il n'a jamais crû suspecte, l'écoulement recommença plus abondant que jamais, & dura pendant fix mois malgré tous les remédes qu'on pût faire. L'Année d'après, il parut encore, & continua plus de quatre mois. Il y avoit quinze jours qu'il étoit revenu fur nouveaux frais, quand le malade, réfolu de le faire ceffer pour toujours, vint me trouver par le confeil de M. Levret. Je le mis à un régime convenable, & lui donnai mes remédes qui lui réuffirent au-delà de fes efpérances.

Ecoulement Virulent, rebelle aux injections répétées deux fois par jour pendant fix femaines, & à d'autres fecours.

M. N * * * âgé de vingt - trois ans, avoit eu trois ans auparavant une chaudepiffe qui fut traitée à la maniere ordinaire, & difparut au bout de quinze jours. Deux ans après, il retomba dans le même cas, & s'adreffa à M. P..... qui le traita fuivant fa méthode, avec une liqueur dont le malade prenoit huit goutes à chaque fois, cinq fois par jour; Mais l'écoulement étant toujours le même, un mois après, il fe fit faire des injections deux fois par jour pendant fix femaines, & fe purgea une fois. L'écoulement alla toujours fon train. Le ma-

lade las de faire tant de remédes inutiles , & craignant de laisser invétérer
le mal, vint enfin me trouver , & fut
guéri en très-peu de tems.

*Reste d'Ecoulement marqué, sur tout dans
l'érection , ensuite d'une Gonorrhée Virulente qui n'avoit paru qu'au bout d'un mois.*

M. de V......... âgé de tren-
te-deux ans , eut une chaudepisse à vingt-
deux , laquelle fut traitée à la maniere
accoutumée , & finit au bout de trois
mois. Deux ans après il en prit une autre qui fut traitée à peu près comme la
premiere , mais il lui resta un petit écoulement long & opiniâtre , qui céda néanmoins aux pillules astringentes que lui
donna M. M * * * avec deux ou trois
injections de vin chaud & le syrop de
consoude. Au bout de huit ans il gagna
une nouvelle Gonorrhée qui ne se déclara qu'un mois après qu'il se fut exposé.
il usa encore pour celle - ci des remédes
ordinaires , & on lui fit prendre plusieurs
sortes de beaumes pour arrêter l'écoulement , qui diminua à la vérité , mais ne
cessa point entierement. Toutes les fois
que le ma'ade avoit des érections , il
sortoit une goute blanche qui laissoit

üne tache sur son linge. Dans la crainte que cet accident n'eut des suites fâcheuses , il vint me consulter & se soumit à ma méthode qui fit cesser ses craintes en tarissant l'écoulement.

Ecoulement Virulent long & opiniâtre, & quelquefois suivi de la fiévre lorsqu'il disparoissoit.

Le sieur N..... cocher des petites écuries du Roi , avoit depuis long-tems un écoulement virulent pour la guérison duquel il avoit pris des remédes pendant trois mois , mais sans aucun succès. Il n'en interrompit l'usage que par une fiévre continue qui lui survint & qui ne céda qu'aux fébrifuges très-long-tems répétés. La fiévre guérie, l'écoulement ne disparoissoit point. Le malade que cet état inquiétoit beaucoup, résolut de ne rien omettre pour s'en tirer ; on lui indiqua un Chirurgien de Versailles auquel il s'adressa. Celui-ci lui promit de le guérir radicalement en fort peu de jours, & lui fit tous les remédes imaginables pendant l'espace de neuf mois sans rien changer à l'écoulement. La fievre revint, & il fallut interrompre le traitement pour remédier à ce nouvel accident, qui vraisemblablement étoit occasionné par le reflux de la matiere purulente dans le sang, l'écoulement cessant de tems en tems pour deux ou trois jours, & reparoissant ensuite Ce fut dans cet état qu'il me fut envoyé de Versailles avec une recommandation de M. de Croymar. J'entrepris de le tirer de ce fâcheux état, & après quelque tems de l'usage de mes remédes, il fût guéri parfaitement.

Suintement accompagné d'élancement à la Verge, ensuite d'une Gonorrhée Virulente de quinze mois.

M. de * * * du fort d'Aire en Artois, âgé de vingt-huit ans, avoit depuis environ quinze mois une chaudepisse, qui fut traitée tout de suite par les remédes ordinaires, comme ptisannes, bols, lavemens, potions purgatives, &c. Environ trois mois après ce traitement, son Chirurgien lui donna une douzaine de frictions aux jambes & aux cuisses jusqu'à la ceinture, pour lesquelles, lui dit-il, il avoit employé deux gros de mercure. L'écoulement diminua considérablement, mais il n'étoit point

entierement tari. Il restoit encore un suintement qui paroissoit le matin, & le malade sentoit quelques élancemens dans
la verge. Le Chirurgien lui fit quelques
injections pour remédier à l'un & à l'autre accident, mais ils subsistoient toujours. Il lui assura à la fin que ce n'étoit
rien, & que tout se dissiperoit avec le
tems. Le malade prit patience, mais
voyant que ni le suintement, ni les élancemens ne finissoient point, il résolut
de s'en délivrer s'il étoit possible,
parce que son état l'inquiétoit beaucoup. Il vint me trouver, & m'ayant exposé le commencement & la suite de sa
maladie, & la méthode qu'on avoit employée dans le traitement, il se soumit à
l'usage de mes remédes, & en vit avec
satisfaction les plus heureux effets.

Suintement Virulent accompagné de cuisson
au bout du gland, & de chaleur au milieu
de la Verge, & rebelle à plusieurs sortes
de remédes.

M. N * * * âgé de quarante ans avoit
connu une femme dont le commerce
lui avoit parû très-sûr : il n'avoit même que préludé légérement avec elle,
sans aller jusqu'au terme du plaisir dont
il s'étoit privé dans la crainte d'expo-

fer fa réputation par l'éclat des fuites.
Pendant les premiers jours qui fuivirent
cette jouiffance, il ne s'apperçut de rien
qui put l'en faire repentir ; mais trois
femaines après il remarqua à fa chemife
quelques efpéces de taches feminales,
dont cependant il ne prit aucune allar-
me. Néanmoins comme cet accident
continuoit, il écrivit à Paris à un Chirurgien de fa connoiffance qui lui envoya
des bols de panacée mercurielle, avec
une petite phiole qui contenoit, à ce
que penfoit le malade, de l'efprit de nitre, & dont il prenoit dix goutes dans
un grand gobelet d'eau, immédiatement après les bols. Il fut purgé quelques jours après avec une médecine ordinaire, & dès le lendemain il prenoit
dix goutes de copahu dans un peu de
vin, deux fois par jour.

Cependant l'écoulement continuoit
toujours à la quantité de quatre ou cinq
goutes dans les vingt-quatre heures, &
laiffoit des taches de couleur fpermati-
que ; quelquefois néanmoins on y dé-
mêloit un peu de jaune clair, & de tems
en tems une couleur obfcure & comme
rouillée. La matiere n'étoit jamais épaiffe & filandreufe, mais toujours fereufe

& comme de l'eau. Quatre ou cinq jours après que l'écoulement avoit commencé, le malade fentit quelques cuiſſons au bout du gland, qui n'étoit d'abord que paſſageres, mais qui devinrent plus longues & plus fréquentes dans la ſuite. Les mêmes ſymptômes continuant toujours, il en donna avis à ſon Chirurgien qui lui envoya vingt-quatre bols en lui marquant, que c'étoit pour arrêter l'écoulement ; mais ni ces bols, ni le copahu qu'il prenoit toujours, ne produiſirent aucun effet. Après environ ſix ſemaines que dura ce traitement, il partit pour Paris, & pendant le voyage, il ſentit au milieu de la verge une chaleur paſſagere, qui, à ſon arrivée dans cette ville, devint plus étendue & duroit plus long-tems. Il eſt vrai qu'elle ne lui prenoit pas tous les jours, non plus que les cuiſſons, & qu'elle lui laiſſoit quelquefois quatre jours d'intervalle : l'écoulement même avoit diminué; ce n'étoit plus qu'un ſuintement ; mais il étoit queſtion de l'arrêter totalement. On lui fit prendre des ptiſannes rafraichiſſantes & ſudorifiques, & on le purgea avec les pillules mercurielles, ce qui dura environ cinq ſemaines, ſans que ſon état fut

H v

changé en rien. Il resta ensuite quatre mois sans faire de remédes, si ce n'est qu'on lui conseilla de prendre les eaux de Passi dont il usa pendant quinze jours, & but encore du petit lait pendant autant de tems, ensuite de quoi il prit du lait coupé. Quelques jours après on lui prescrivit douze bols ; il en prenoit deux par jour, le soir après soupé, ce qui lui procuroit deux selles, & on lui donna en outre deux frictions légeres au-dessus des cuisses. Mais comme les symptômes étoient toujours les mêmes, c'est-à-dire, les chaleurs, les cuissons, le suintement, il jugea à propos de se mettre entre mes mains, & quelques semaines après il se trouva parfaitement guéri.

Ecoulement de huit mois, restant d'une Gonorrhée Virulente, & continué pendant un an, après une nouvelle Chaudepisse, sans pouvoir être arrêté par aucun reméde, ni même par les astringens.

M. A........ âgé de vingt-cinq ans, avoit gagné deux ans auparavant une chaudepisse, pour laquelle il fut traité pendant huit mois selon la méthode ordinaire, mais l'écoulement ne put jamais être arrêté entierement. Un an

après cette premiere , il en prit encore
une autre , & se mit entre les mains de
M. * * * qui lui donna des remédes pendant deux mois. La cure
n'étoit point encore achevée , qu'il fut
obligé de retourner chez lui ; il lui restoit un petit écoulement , & dès son
arrivée il continua à faire des remédes :
il prit même des astringens ; mais sans
jamais pouvoir tarir la matiere , qui continuoit de couler, & en plus grande quantité lorsqu'il avoit fait quelques exercices fatiguans. Etant venu à Paris il consulta M. Foubert qui le renvoya à moi.
Je le mis à l'usage de mes remédes, & environ trois mois après , le mal disparut
entiérement.

Ecoulement ensuite d'une Gonorrhée Viru-
lente , arrêté & rétabli peu de tems après
ensuite d'un voyage à cheval.

M. N * * * âgé de vingt-huit
ans avoit eu trois chaudepisses , la premiere à vingt-deux ans , qui ayant été
traitée d'abord , parut bien guérie au
bout d'environ six semaines ; la seconde
à vingt-quatre ans pour laquelle il se fit
les mêmes remédes qu'il s'étoit vû faire
pour la premiere , & qui cessa à peu près
H vj

dans le même espace de tems. Environ trois ans & demi après il prit la troisiéme qui fut traitée pendant trois mois par les remédes ordinaires, & sur la fin avec des injections de vin. L'écoulement céda enfin ; il reparut bientôt ensuite d'un petit voyage à cheval, & la matiere marquoit en jaune le linge du malade, qui justement allarmé de cet accident, jugea à propos de s'adresser à moi, & s'étant mis à l'usage de mes remédes, guérit dans fort peu de tems.

Ecoulement Virulent de plusieurs années, entretenu par des débauches de femmes, diminué ensuite par des injections, & rétabli quelques mois après dans le premier état sans aucune cause apparente.

M. N*** âgé de 25 ans, eut une chaudepisse en 1744, qu'il se fit traiter tout de suite. Il fut saigné, & prit des ptisannes, des bols, & des purgatifs. Il continua ces remédes pendant dix-huit mois, au bout desquels ayant eu commerce avec des femmes, il vit paroître un écoulement des plus forts ; de sorte qu'il regarda cet accident comme une nouvelle Gonorrhée. On lui fit prendre les bains, des purgatifs, des bols ; on lui donna des injections, & même des frictions aux aines & aux parties ; mais tous ces remédes ne purent suspendre l'écoulement, qui continuoit toujours plus ou moins abondant selon que le malade s'échauffoit par quelques fautes dans le régime, ou qu'il avoit vû des femmes. En 1751, la matiere s'étant mise à couler avec force, il fut traité comme d'une nouvelle chaudepisse. Il fut purgé pendant quinze jours de deux jours l'un ; ensuite il prit des médecines plus douces, & reçut des injections de deux sortes, sans que néanmoins l'écoulement disparut entierement. Il étoit à la vérité très-peu considérable, & dura en cet état pendant quelques mois ; mais il augmenta à la fin tout d'un coup, sans qu'aucune débauche de femmes y eut donné lieu, & teignoit le linge en une couleur un peu verdâtre. Huit jours après ce dernier accident, le malade vint me trouver. Je le traitai selon ma méthode, dont les effets ont opéré sa guérison en moins de trois mois.

Ecoulement Virulent, diminué après quelques mois, à force de remédes & d'injections, mais augmenté ensuite considérablement pour avoir vû la même femme.

M. C. . . . . âgé de vingt-huit

ans, s'étant fort échauffé deux ans auparavant avec sa femme, qui vraisemblablement n'étoit pas saine, s'apperçut d'un écoulement considérable, & tirant sur le verd, & s'adressa pour cet effet à un Chirurgien qui lui fit prendre pendant deux mois des bols de térebenthine, des ptisannes, & des médecines avec le beaume de Copahu, sans que tous ces remédes produisissent aucun bon effet. La matiere coulant toujours de la même couleur, il consulta M. .... qui le traita fort long-tems avec beaucoup de drogues, & lui fit des injections qui à la vérité diminuerent l'écoulement, mais il restoit toujours une humidité d'une nature purulente, que le malade faisoit sortir en pressant le gland. Quelque tems après il voulut encore voir sa femme, mais ce qui n'étoit plus, comme nous venons de le dire, qu'une espece de suintement, se changea en un flus nouveau de matiere très-abondant qui tachoit son linge en jaune, & étoit accompagné de cuisson. Las d'avoir pris tant de remédes inutiles, il vint me trouver, & se mit à l'usage de mes remédes qui opererent sa guérison en fort peu de tems, ce malade fut traité au sçu de M. Moreau, Chirurgien en chef de l'Hôtel-Dieu, & de M. Foubert.

Ecoulement Virulent traité inutilement, avec les Pilules de Beloste, & autres remédes.

M. de la M. . . . . . . âgé de cinquante ans, avoit eu trois Gonorrhées, la premiere à l'âge d'environ vingt-cinq ans, qui fut traitée tout de suite par les remédes ordinaires, & avec des injections où entroit l'alun, qui firent disparoître l'écoulement. Il prit les deux autres Gonorrhées en différens tems, pour lesquelles il fit usage de l'eau de nitre, de certaines goutes, & d'un beaume. Il y avoit environ deux mois qu'ayant vû une fille, qu'il croyoit saine, il lui survint douze jours après un écoulement qui tiroit sur le jaune. Il se fit saigner ; l'écoulement devint plus abondant. Il fut purgé ensuite quatre fois avec les pillules de Beloste. Revenu à Paris il prit des goutes, mais sans succès. Enfin m'étant venu trouver par le conseil de M. Thorrès, il fut traité selon ma méthode, & guérit au bout d'environ deux mois.

Reste d'un Ecoulement, suivi quelques années après d'une enflûre au testicule gauche.

M. B. . . . . âgé de quarante ans, avoit pris il y avoit sept à huit ans, une chaudepiffe. Il s'adreffa à M. C. . . . . qui le traita pendant deux mois avec les remédes ordinaires. L'écoulement diminua beaucoup, mais il coula toujours depuis un peu de matiere, & lorfque le malade alloit à la garde-robe, & que conftipé, comme il étoit de tems en tems, il faifoit des efforts, il voyoit fortir une liqueur femblable à de la fémence Quelques années après il eut une fievre maligne pendant laquelle il lui furvint une enflure au tefticule gauche, laquelle fe diffipa néanmoins en deux fois vingt-quatre heures. Enfin réfolu de guérir une bonne fois d'un écoulement fi long & fi opiniâtre qui tachoit toujours fon linge, il eut recours à moi. Je lui donnai mes remédes, & il fut guéri radicalement en moins de huit femaines.

Ecoulement Virulent, occafionné par une Chaudepiffe négligée & opiniâtre, malgré les remédes employés pendant deux années.

M. T... âgé de 25 ans, avoit eû une chaudepiffe à 23 ans, qu'il ne fit traiter que huit jours après, ayant été obligé de faire un voyage quand ce mal fe déclara. Elle devint cordée au fixiéme jour : une faignée qu'on lui fit le neuviéme diffipa ce nouveau fymptôme, après quoi il fe mit tout de fuite aux remédes ordinaires qu'il prit pendant deux mois ; mais comme l'écoulement ne difparoiffoit point, il fe mit entre les mains d'un Médecin, qui après l'avoir fait faigner plufieurs fois le purgea ; enfuite on lui donna de deux jours l'un pendant un mois, des frictions aux cuiffes, au Périnée & à la verge ; ce qui diminua l'écoulement, mais ne l'arrêta point entierement. Dans un voyage de huit jours que le malade entreprit, la matiere recommença à couler plus abondamment, pendant la route ; & dès qu'il l'eut finie, il fe fit traiter de nouveau fans oublier les frictions & les injections ; mais l'écoulement continua toujours de même, ce qui obligea le malade à recourir encore à fon premier Médecin qui répéta les premiers fecours & les frictions ; mais fans fuccès. On recommença la cure fur nouveaux frais, on employa les eaux minérales & même les Bougies qui procurerent d'abord un écoulement plus confiderable, fans le tarir néanmoins dans la fuite ; de forte qu'il fubfifta après dans le même point où il avoit été auparavant. Le malade ne voyant point de fin à son état, revint pour la troisiéme fois à son premier Médecin, qui lui fit prendre de l'Ipecacuanha tous les huit jours pendant deux mois, & dans l'intervalle un bol d'opiate astringente deux fois par jour. Mais comme il eut pris tous ces remedes inutilement, il resta deux mois sans plus rien faire. L'écoulement se soutint toujours le même, tachant le linge d'une couleur un peu jaune, avec des ardeurs qui se faisoient quelquefois sentir en urinant. C'est dans cet état qu'il vint me trouver, & il fut guéri en très-peu de tems.

Écoulement Virulent & douloureux, suspendu pendant huit jours par de Ptisannes sudorifiques, & rétabli ensuite dans la même force & la même malignité.

M. R * * * âgé de quarante ans, avoit eu une Chaudepisse à l'âge de quinze ans qui fut traitée pendant environ six semaines, après quoi elle disparut. Trois mois avant que de se mettre entre mes mains il en prit une autre qui se déclara huit jours après avoir vû une femme. Il s'apperçut d'un écoulement verdâtre accompagné de cuisson au bout du gland, & prit des

ptifannes fudorifiques , & des infu-
fions de chardon dans du vin blanc. Ce
fecours parut produire un bon effet ;
l'écoulement fembla arrêté pendant fept
à huit jours ; mais ce ne fut qu'une
fauffe lueur de guérifon ; la matiere recommença à couler abondamment &
d'une couleur verdâtre. Le malade ne
tarda point à me venir trouver, & au
bout de deux mois de l'ufage de mes remédes, il recouvra une fanté parfaite.

*Ecoulement Virulent aigri par les remédes
ordinaires.*

M. S........ âgé de vingt-cinq
ans, avoit eu une Gonorrhée à l'âge de
vingt & un, qui fut d'abord traitée
par les remédes ordinaires ; enfuite on
lui fit des injections avec le vitriol, qui
lui cauferent tant de douleur qu'il n'en
voulut plus à la troifiéme, & fe remit
aux premiers remédes ; mais comme il
n'en recevoit aucun foulagement depuis
fix femaines qu'il en faifoit ufage, il
s'adreffa à M. P . ... entre les mains duquel il fut trois femaines, & prit encore
plufieurs remédes avec des injections.
L'écoulement fe foutenant toujours,
il eu recours à un autre Chirurgien qui
lui fit auffi des injections, mais fans pou-

voir arrêter la matiere ; il survint même
des porreaux fur le gland, qui furent
coupés & brulés avec le vitriol. Six mois
après il prit les eaux de Wals qui diminuerent l'écoulement peu-à-peu, & le
firent enfin difparoître entierement. Il
prit quelques années après une nouvelle
chaudepiffe, pour laquelle il fut traité à
Orléans pendant deux mois & demi par
un Chirurgien qui lui fit les remédes ordinaires ; mais l'écoulement réfifta à ces
fecours & devint même verdâtre & accompagné de cuiffons en urinant. Dans
cet état fâcheux il vint me trouver, &
s'étant mis à l'ufage de mes remédes, il fe
vit quitte de fon mal en moins de quatre
mois.

*Ecoulement Virulent, tantôt diminué ou
fufpendu par les remédes, & tantôt rétabli, & enfin renouvellé dans le même degré
de force qu'auparavant.*

M. M.....âgé de trente ans, fe
mit entre mes mains en 1751. Il avoit
eu deux chaudepiffes, la premiere en
1747, pour laquelle il fut traité felon
la méthode ordinaire pendant près de
deux mois. Six femaines après on lui fit
des injections qui n'eurent aucun effet.
Voyant que l'écoulement ne s'arrêtoit

point , il continua les remédes , & prit
du beaume qui le fit enfin difparoître.
Il paffa un an dans cet apparence de
guérifon ; mais étant revenu chez lui ,
la matiere recommença à fluer pendant
quinze jours , & s'arrêta enfuite d'elle-
même , & fans aucun remède. En 1750,
il prit fa feconde Gonorrhée qui fe déclara trois jours après qu'il y eut donné
lieu , & qui avoit les caracteres les plus
marqués de virulence , avec des cuiffons
en urinant , & des douleurs aux momens de l'érection. Elle fut traitée comme la premiere , par les remédes ordinaires pendant deux mois , & fur la fin
on lui fit des injections avec du vin miel-
lé qui arrêterent l'écoulement. Il fe crut
parfaitement guéri pendant un mois , au
bout duquel ayant connu une femme
qu'il ne croyoit point fufpecte , il vit
couler de nouveau la matiere , & fe fit
traiter comme d'une nouvelle chaudepiffe. Il prit les beaumes , & reçut des
injections ; mais l'écoulement quoique
diminé , ne tarit point entierement , &
il couloit toujours quelque chofe. Il
vint à Paris & le flux vénérien fe rétablit dans le même degré de force où il
avoit été au commencement , & accompagné de cuiffons. Il s'adreffa alors à

M. . . . Chirurgien, qui lui mit des bougies, & lui fit prendre quantité de remédes internes qui parurent avoir entierement détruit le mal , comme M. . . . . l'en affura lui-même ; mais il ne fut pas long - tems dans cette erreur ; car un rhume de poitrine lui étant furvenu, il vit bientôt renaître l'écoulement , qui étoit fort abondant & teignoit fon linge en jaune ; ce qui l'engagea eufin à s'adreffer à moi , & ayant fait ufage de mes remédes , il fut parfaitement guéri dans l'efpace de deux mois & demi.

Chaudepiffe très-violente, traitée inutilement par deux différentes perfonnes , avec des eaux fpécifiques , des Pillules, des Ptifanes fudorifiques & des aftringens.

M. P . . . . . , âgé de 41 ans, avoit depuis trois mois une chaudepiffe très-virulente & qui laiffoit fur fon linge des taches tirant fur le verd. Il s'étoit adreffé d'abord à M. . . . . . Chirugien , qui le mit à l'ufage d'une eau dont il mettoit une certaine quantité dans beaucoup d'autre eau commune , & lui donna deplus quelques pillules ; mais le reméde n'ayant fervi de rien, il confulta un autre Chirurgien qui crut

le guérir avec des ptifannes fudorifiques
& des aftringens, dont l'ufage fut auffi
inutile que les remédes précédens. L'é-
coulement étoit toujours le même, d'un
caractere malin & d'une couleur verdâtre. Enfin defefpérant de guérir par les
fecours ordinaires, il eut recours à moi,
& je lui rendis le repos & la fanté en
fort peu de tems.

Je ne donnerai pas plus d'obfervations
de cette efpèce ; je crois qu'il fuffit de
celles que je viens de rapporter ; quoi
qu'on puiffe bien juger que j'en aye affez fur cette matière pour faire plufieurs
volumes, depuis plus de vingt-cinq ans
que je m'occupe du traitement des Maladies Vénériennes. J'ai déja fait voir
dans mon Traité des Maladies de l'uréthre, quelles font les fuites des Gonorrhées virulentes dans les hommes, quand
elles ont été mal guéries, ou négligées.
J'ajoûterai feulement par rapport aux
femmes qui pourront voir ces derniéres
Obfervations, que leur méprife en cas
de Gonorrhée, eft de la plus dangéreufe
conféquence, puifqu'en regardant cet
accident comme des fleurs blanches,
elles négligent les remédes néceffaires,
ou n'en employent que d'inutiles &

quelquefois de contraires, & s'expofent
par-là à des maux incurables , & à une
mort cruelle & prématurée.

F I N.

TABLE

ALPHABETIQUE

Des Matieres contenues dans ce Traité.

A

I

I ij

D

F

I iv

G

d'un gris cendré, purulente, fan-
guinolente, tantôt jaune & tantôt
verte, *ibid. & fuiv.*

Quand la maladie décline, eft moins
âcre, moins abondante, plus blanche & plus épaiffe, page 21

HUMEUR glaireufe dans le meat urinaire pour émouffer l'acrimonie de
l'urine, & fervir de véhicule à la femence dans l'éjaculation, 27 & *fuiv.*

HYMEN ou clôture virginale, 80

I

JEUNES gens, ce qu'ils difent quand ils
ont pris la Gonorrhée virulente, 7

INFLAMMATION eft de quatre efpèces,
la phlegmoneufe, l'éryfipélateufe, l'œ-
démateufe, & la fkirreufe, 35

Tant que l'inflammation de la Gonorrhée dure chez les femmes, elles
ne peuvent fouffrir les approches
d'un homme, 69

INJECTIONS aftringentes & déterfives
dans l'urethre aux hommes, & dans
le vagin aux femmes, quand employées dans la Gonohrrée virulente, 93

Aftringentes dangereufes dans la
Gonorrhée virulente, & pourquoi, 95 & *fuiv.*

L

K iij

R

S

T

V

Fin de la Table de Matieres.

L'INSTRUMENT nouveau
que je propose aujourd'hui, étant
d'un grand secours pour la plûpart des maux qui arrivent à la
vessie, j'ai crû que ce ne seroit
pas un hors-d'œuvre de l'ajoûter à ce Traité, je pense au contraire qu'il y a un rapport très-
sensible, & qu'on me sçaura
bon gré de publier une découverte, dont j'ai reconnu l'utilité
par un grand nombre d'expériences. La description que j'en donne
met à portée toutes les personnes
de l'Art, de profiter de l'invention.
Si elles jugent à propos de la mettre en usage, elles en reconnoî-
tront elles-mêmes le mérite. Quoi
qu'il en soit j'aurai toujours la satisfaction d'avoir offert un avantage réel au Public, dont le bien
général a toujours été l'objet de
mes travaux & de mes veilles.

MÉMOIRE

Sur la construction & les avantages d'un nouvel instrument pour tirer l'urine de la vessie.

Par M. Daran.

LA rétention d'urine est sans contredit une des plus fâcheuses maladies auxquelles le corps humain soit exposé : elle n'est le plus souvent qu'un accident de quelques autres qui exigent chacune séparément, des considérations differentes & un ttaitement particulier. Mais quelles que soient les causes de ce mal, il devient toujours un cas urgent. Tous les Maîtres de l'Art conviennent qu'il faut d'abord procurer une issue à l'urine, en introduisant une sonde dans la vessie.

Cette introduction n'est pas tou-

jours facile ; quelquefois même
elle est impossible. L'inflammation considérable du col de la vessie & du tissu spongieux de l'u-
rethre, l'inflammation des prostates, le gonflement skirreux de
cette glande, forment des obsta-
cles qui rendent l'usage des sondes
ordinaires peu sûr. Leur solidité
ne permet pas qu'on fasse sans
inconvénient, des tentatives un peu
fortes pour surmonter les difficul-
tés qui s'opposent à leur passage.
Si l'on ne peut entrer dans la vessie avec l'algalie, il ne reste d'autres expédiens que de faire une
ouverture au Périnée ou à l'Hi-
pograste : ce sont les dernieres
ressources de l'Art : mais le cas où
est le Malade est extrême ; puisqu'il est dans des accidents très-
fâcheux, & qu'il est menacé de
les voir augmenter sensiblement ;
la mort même sera une suite nécessaire de son état, si l'on ne
procure promptement la liberté

du cours des urines retenues.

Toutes les fois que le Canal
sera libre , c'est-à-dire , lorsque
la rétention d'urine aura pour cause la paralysie du corps de la vessie , ou l'inflammation des parties
qui avoisinent son col; & qu'il
n'y aura dans l'intérieur du Canal de l'urethre aucun obstacle,
comme concrétions , tubercules,
carnosités , cicatrices , &c. Dans
tous ces cas , dis-je, il sera aussi
avantageux que facile de sonder
les malades avec l'instrument
particulier qui m'a toujours réussi.
Cet instrument est une algalie
qu'on pourroit appeller bougie
creuse : elle n'a pas l'inconvénient des sondes d'argent dont on
se sert ordinairement ; & elle en
a tous les avantages. Par son
moyen on se fraye un passage jusqu'à la vessie , sans risquer de
blesser le Malade , ni de faire de
fausses routes : elle reste dans la
vessie comme l'algalie ; elle procure

cure l'écoulement de l'urine &
permet qu'on fasse dans la vessie
les injections convenables. J'ajoûterai que le Malade ayant cette nouvelle sonde dans le Canal de l'urè-
thre peut non-seulement se pro-
mener dans sa chambre, mais même aller en voiture; j'en ai vû
l'expérience sur des Malades plusieurs fois, & cela n'est pas peu
avantageux dans bien des circonstances. Comme je me sers avec
succès depuis plusieurs années de
cet instrument, & que j'ai été à
portée d'en reconnoître les bons
effets dans des cas de la nature de
ceux que je citerai ci-aprés, j'ai
crû bien mériter du Public en
faisant connoître la construction
d'un moyen également recom-
mandable par sa simplicité, & par
l'utilité dont il est dans les cas
dont je fais mention.

L

Maniere de construire cet Instrument ou Sonde.

On prend une baguette ou verge d'acier A B * d'un pied de long,
qui va en diminuant proportion-
nellement de l'extrémité A , qui
a une ligne de diamétre, jusqu'à
l'autre extrémité B, dont le diamétre n'a que $\frac{2}{3}$ de ligne : on fait
couler sur cette baguette un petit
tuyau ou canon de cuivre de 2
pouces de longueur, lequel em-
brasse exactement la baguette où
il s'arrête par son extrémité D, à
un des endroits marqué III, pour
faire la sonde plus ou moins longue sur la baguette, il est évident
que le petit tuyau ou canon pour
embrasser exactement la baguette,
doit être conique comme elle;
à l'extrémité C du canon se trouve une fente de quelque lignes,
& un peu au-dessus un petit trou.

On fait passer par le trou du

* Voyez la troisiéme Planche qui est à la fin
de ce Mémoire.

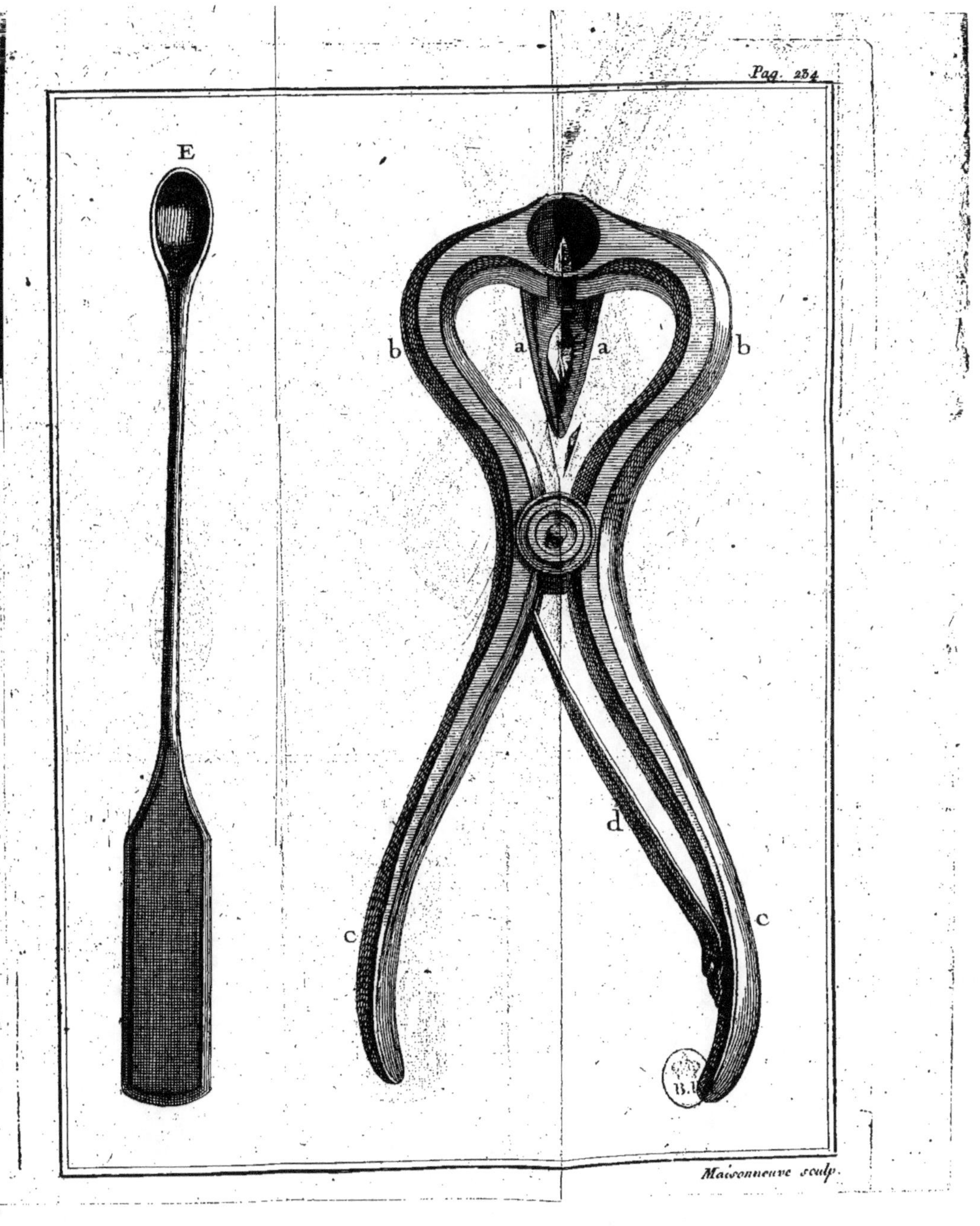
E
b
a
a
b
d
c
c
B.I
Maisonneuve sculp.

canon & sortir par la fente, un
fil de laiton que les Epingliers
nomment du N°. *trois*, de maniere
qu'on puisse le replier, le noüer,
& l'arrêter-vis-à-vis du trou. On
introduit ensuite la baguette dans
le canon, jusqu'à ce que le canon
s'arrête, & l'on fait faire au fil
plusieurs pas de spirale allongée
sur le canon, à l'extrémité duquel
on continue de le tourner spirale-
ment sur ladite baguette, de maniere que les pas de la spirale
soient le plus serrés qu'il est possible. On continue de même jusqu'à son extrémité B, alors on re-
plie le fil de laiton du côté de
l'extrémité A, & on le coupe à
quelques lignes de distance du re-
pli : ensuite on revêt ce moule
avec une toile Gautier ou Sparadrap, dont voici les propor-
tions. Elle doit avoir 10 pouces
plus ou moins, suivant la longeur du moule, 1 pouce environ
le large d'un bout, & 6 à 7 lignes

à l'autre, & être taillée de façon qu'elle faſſe une portion d'un triangle iſocelle tronquet au ſommet. On coût avec un fil de ſoye les bords d'un bout à l'autre, comme ſi on vouloit faire un ourlet. On liſſe enſuite la ſonde à l'ordinaire par une méchanique que je ne décris point, parce qu'elle eſt connue de tout le monde.

Decriſption du Stilet pour introduire dans la Sonde.

Il faut prendre une longueur de fil de laiton de 22 pouces, un peu plus gros que celui dont on aura formé la ſonde ; il le faut plier en deux & les mettre l'un ſur l'autre, ce qui formera 2 longueurs de fil de chacun 11 pouces, que l'on tordra bien exactement ; enſuite il faut faire fondre du plomb, & tremper le bout du ſtilet pour qu'il en reſte une goutte comme une tête d'épingle, qu'il faut

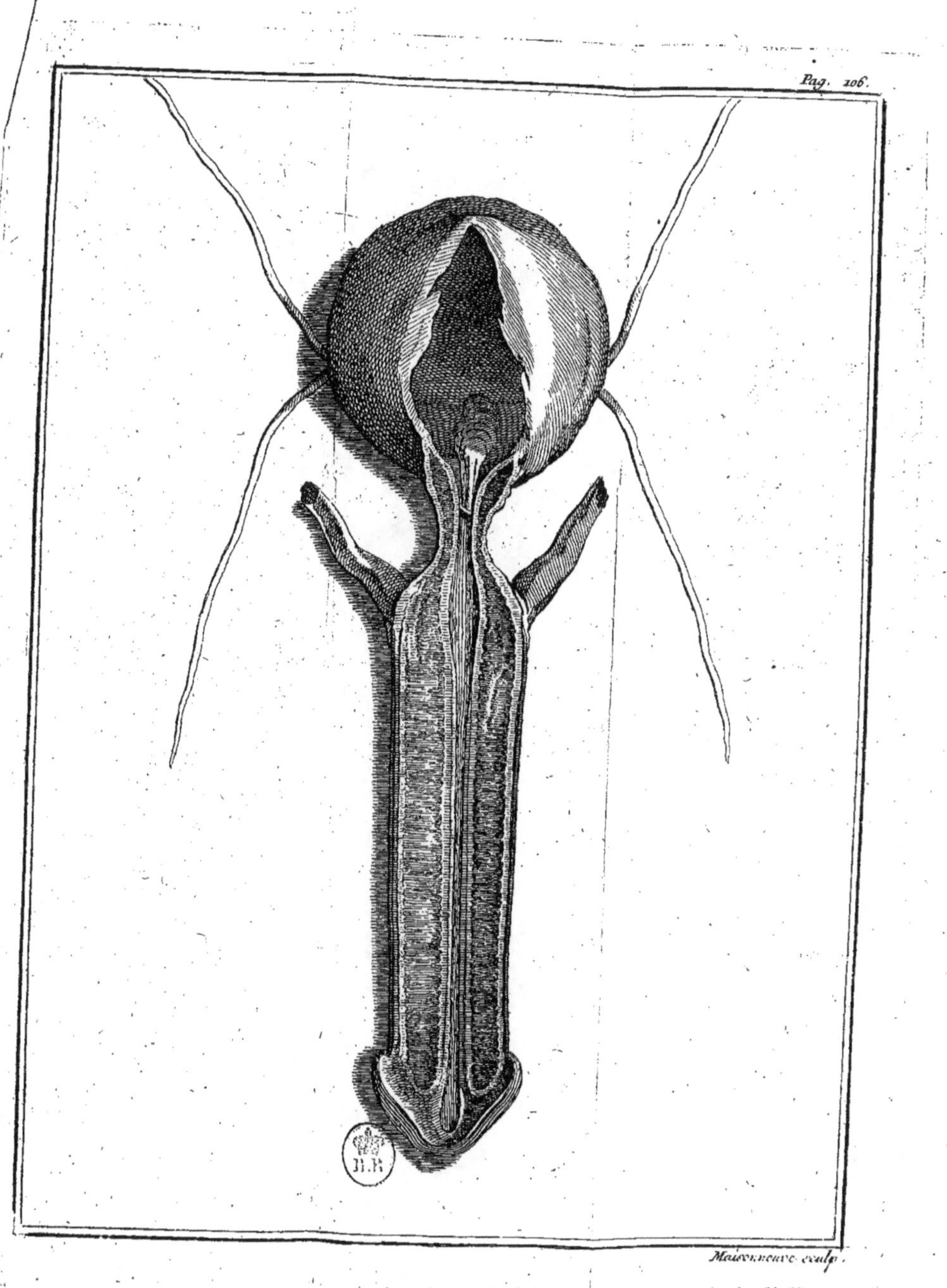

Maisonneuve sculp.

bien arrondir par tout , de façon
que présentant la tête contre la
joue elle ne fasse aucune douleur,
afin que dans l'introduction de la
sonde creuse qui doit toujours être
garnie dudit stilet , rien ne puisse
s'engorger dedans pour empêcher
l'urine d'y passer. Il faut que la
toile dont on se servira , soit imbi-
bée & recouverte d'un onguent,
dont voici la composition.

Prenez Cire Vierge 8 onces ,
blanc de Baleine 3 onces , onguent Rosat 2 onces, Ceruse en
poudre 2 onces ; faites fondre ensemble ces drogues à feu doux ,
en remuant le mélange jusqu'à ce
qu'il ait acquis une consistance suffisante , qui sera lors qu'en en prenant avec une spatule un peu au
bout des doigts,& ne s'y attachant
pas quand il est froid, pour lors
on y trempe de la toile fine de
Hollande un peu usée, & quand
le Sparadrap est froid on le coupe
par bandes pour l'usage , selon

ce que j'en ai dit ci - deſſus.

Le Sparadrap donne de la ſolidité à la ſonde : il en rend la ſuperficie égale : & les drogues adouciſſantes dont il eſt compoſé, le rendent propre à empêcher l'irritation qu'un corps étranger peut cauſer dans l'urethre.

Il eſt facile d'appercevoir les raiſons de la conſtruction & de la compoſition de cette ſonde. Il lui faut de la ſolidité, ſans quoi elle ne pourroit ſurmonter les obſtacles qui peuvent ſe rencontrer de la part de l'affaiſſement de l'urethre, ou de ſon inflammation. Mais il lui faut en même tems un dégré de flexibilité qui lui permette de ſe prêter aux différentes courbures de ce Canal ; c'eſt ce qu'on trouve dans la ſpirale qui forme le moule de cette ſonde ; par ſon moyen auſſi le Sparadrap n'oblitère point la cavité de cette ſonde, quoique la chaleur de la partie l'ait ramolli ; il faut même remar-

quer que comme son diamétre se
trouve souvent trop gros du côté
de la pointe, pour passer sans aucune difficulté ; il faut commencer par lui frayer la voie s'il est nécessaire avec des bougies pleines
de différent calibre. Cette introduction préliminaire de bougies
pleines fera fort utile en ce qu'elle
fera connoître si le Canal est parfaitement libre, comme j'ai déja
remarqué qu'il étoit indispensable
qu'il le fût. Une autre raison qui
demande que la sonde ait tout à
la fois de la flexibilité & de la solidité, c'est qu'il faut qu'elle con-
serve sa fermeté, malgré la chaleur de la partie où elle doit rester, afin qu'elle ne perde point
un de ses principaux attributs, qui
est de donner passage à l'urine.

On est obligé de changer les
sondes tous les 8 ou 10 jours, mais
on ne perd pas pour cela le moule ; on brule le Sparadrap , & on
recouvre le moule avec une autre
bandelette. L iv

Il ne me reſte qu'à prouver par
des faits l'utilité de ce nouvel Inſtrument. Parmi ceux que je pourrois rapporter, je me contenterai
d'en citer trois, où j'ai eu pour
témoins de mes ſuccès des perſonnes dont l'autorité ne peut être
ſuſpecte.

Le 18 Janvier de l'année 1741,
je fus mandé par Meſſieurs Re-
nard Médecin & Guérin mon
Confrére pour voir M..... logé
rue S. Martin, à l'Hôtel de Châ-
lons, âgé d'environ 75 ans, malade d'une rétention d'urine. Il y
avoit 48 heures qu'il n'avoit piſſé
qu'un peu par regorgement. Cet
homme, d'un embonpoint exceſ-
ſif, avoit une inflammation dans le
tiſſu cellulaire du Périnée & du
Pubis. M. Guérin avoit tenté de
le ſonder avec l'algalie, ſans avoir
pû entrer dans la veſſie.

Je lui introduiſis une bougie dans
l'urethre juſqu'au col de la veſſie
ſans obſtacle; mais ayant trouvé

le point de difficulté, j'en pris une
autre plus fine & plus ferme avec
laquelle j'entrai dans la veffie,
fans en faire fortir une goutte d'u-
rine. A la faveur de la route qu'a-
voit frayée cette bougie , je fis
entrer ma fonde flexible ou nouvel inftrument , & je tirai près de
3 pintes d'urine. Je réitérai cette
opération quelques jours après; les
parties du col de la veffie étant de-
venues plus fouples & plus relâchées, le Malade a fupporté fans
peine les autres opérations pendant près de 3 mois de traitement,
qui ont été le terme de fa guérifon.

Je fus mandé au mois de Mars
de la même année, rue S. Denis ,
près la rue de la Ferronnerie, par
MM. Poiffonnier & Guérin pour
voir M.....Marchand, âgé de 35
ans, qui avoit une rétention d'u-
rine depuis 24 heures. M. Guérin ayant tenté l'introduction de
la fonde fans fuccès , à caufe de
l'étranglement que caufoit le gon-

flement de la proftate, je paffai d'abord une bougie pleine qui n'entra dans la veffie qu'après avoir refté à l'obftacle pendant près de 18 heures ; mais elle ne procura point la fortie de l'urine. J'introduifis ledit inftrument avec lequel j'en tirai une grande abondance : je réitérai plufieurs fois cette opération avec fuccès, & le malade guérit.

L'obfervation fuivante, montrera encore plus la fupériorité de cet inftrument fur ceux dont on s'eft fervi jufqu'ici ; puifque le Malade qui ne pouvoit fupporter la fonde ordinaire, s'eft parfaitement bien trouvé de la mienne.

M. Foubert me fit appeller le 2 Avril, rue Saint André des Arts, près la rue de l'Eperon, pour voir un Etranger âgé de 68 ans, qui fouffroit extraordinairement par la préfence de l'algalie que M. Foubert avoit laiffée dans la veffie après l'avoir vuidée.

Le Malade ne pouvant la suppor-
ter, difoit qu'il préferoit plutôt
de mourir que de la garder; de
forte que nous convînmes de lui
introduire ma fonde flexible qu'il
fupporta fanspeine jufqu'à fa guérifon qui a été parfaite en fort pe
de tems.

Ce fuccès ne laiffe rien à défirer
fur les avantages de cette fonde.
On pourra même étendre plus
loin l'utilité de ce que je viens de
dire. On fe fert quelquefois après
la taille ou autres opérations, de
canules d'argent folides ou flexi-
bles. Celles qu'on fera fuivant la
conftruction de celle dont je viens
de parler, feront plus commodes &
plus douces pour les Malades, que
celles dont on fait ufage ordinairement. M. Moreau Chirurgien
en Chef de l'Hôtel - Dieu, qui a
été auffi le témoin des avantages
de ma fonde flexible, a éprouvé
avec utilité une canule fuivant
cette conftruction, dans une in-

cifion au périnée , faite pour une maladie de veffie qui exigéoit indifpenfablement cette opération.

Il faut obferver que dans l'ufage que l'on pourra faire de cet inftrument pour tirer l'urine de la veffie, ou y faire des injections, il arrive affez communément que lorfqu'on a prefque vuidé la veffie, & qu'on remue la fonde , l'air joint au peu de liquide qui y refte, venant à frapper l'extrémité de la fonde , fait fentir un ou plufieurs petits coups bien fenfibles ; & comme ceux qui ne le fçauroient pas , ou n'y feroient pas affez d'attention, pourroient croire que ce feroit un corps étranger, il eft néceffaire de les avertir que c'eft un effet qu'on doit attribuer aux caufes ci-deffus.

Il y a des cas ou ces fondes peuvent être fort utiles pour les femmes en travail d'enfant. Quand l'enfant fe trouve engagé au paf-

sage, & que par les circonstances
il y reste trop de temps, la malade ne pouvant point à cause de
la pression des parties, rendre
son urine naturellement, & souvent ne pouvant introduire la
sonde ordinaire par sa trop grande
dureté, celle-ci étant plus flexible entre aisément ou l'autre ne
le peut pas; &, par-là, sauve la
femme d'un très-grand danger,
comme l'a vû Monsieur Levret,
très-habile Accoucheur, qui me
pria de lui donner une de mes sondes creuses pour femmes, de laquelle il se servit si à propos, qu'il
me ___ que la malade étoit en péril
de perdre la vie sans ce secours.
Plusieurs de mes Confreres à qui
j'ai fait connoître cet instrument,
s'en font servi avec beaucoup
d'utilité, & plusieurs Médecins
ont été témoins que nombre de
Malades auroient péri s'ils n'en
avoient pas fait usage. D'ailleurs,
comme ce Mémoire n'a pas été

rendu public jufqu'à préfent, j'ai crû qu'on me fçauroit gré de l'avoir mis à la fuite de ce Traité, pour que par tout, on foit à portée, dans les occafions qui ne font que trop fréquentes pour le malheur de l'humanité, d'en tirer les avantages dont il eft fufceptible.

FIN.

E R R A T A.

PAge 6. ligne 6. communiquent, *lisez* communique.

p. 11. l. 21. ports, *lis.* pores.

p. 12. l. 4. quelqu'unes, *lis.* quelqu'une.

Ibid. l. 14. conflit, *lis.* conflict.

p. 13. l. 10 jujets, *lis.* sujets.

p. 32. l. 2. qu'ont croit avoir, *lis.* qui ont.

p. 44. l. 20. au, *lis.* ou.

Ibid. l. 23. observé, *lis.* observée.

p. 51. l. 4. urethres, *lis.* ureteres.

p. 57. l. 23. dangereuses, *lis.* dangereuse.

Ibid. l. 25. voines, *lis.* voisines.

p. 62. l. 10. perpendiculaire, *supprimez* ce mot.

p. 71. l. 5. qui ont un, *lis.* à un.

p. 87. *au titre*, guérir, *lis.* traiter.

p. 88. l. 11. elles sont. *lis.* elles se sont.

p. 92. l. 4. navigullaire, *lis.* naviculaire.

Ibi. l. 7. modificatifs, *lis.* mondificatifs.

p. 96. l. 24. le plus violent & le plus caustique, *lis.* les plus violents & les plus caustiques.

p. 107. l. 2. longeur. *lis.* longueur.

p. 113. l. fournit. *lis.* fourni.

p. 118. l. 17. au malade. *lis.* à la malade.

p. 120. l.   secrettement, *lis.* fecrete-
ment.

p. 121. l. 16. des chofes naturelles & ;
lis. feulement , des chofes non naturelles.

p. 149. l. 2. y difparut , *lis.* difparut.

p. 159. l. 17. de la guérir , *lis.* de le
guérir.

p. 163. l. 19. coufrere , *lis.* confrere.

p. 174. l. 13. élancement , *lis.* élancemens.

p. 186. l. 16. de ptifannes , *lis.* des ptifannes.

p. 187. l. 28. eu recours, *lis* eut recours.

p. 189. l. 25. diminé , *lis.* diminué.

p. 190. l. 15. violente , *lis.* virulente.

Libraires & autres Perſonnes de quelque qualité
& condition qu'elles ſoient, d'en introduire d'impreſſion étrangere dans aucun lieu de notre
obéiſſance: A la charge que ces Préſentes ſeront
enregiſtrées tout au long ſur le Regiſtre de la
Communauté des Imprimeurs & Libraires de Paris dans trois mois de la date d'icelles; que l'impreſſion dudit Ouvrage ſera faite dans notre
Royaume & non ailleurs, en bon papier & beaux
caractéres, conformément à la feuille imprimée
& attachée pour modele ſous le contre-ſcel des
Préſentes, que l'Impétrant ſe conformera en tout
aux Réglemens de la Librairie, & notamment à
celui du 10. Avril 1725. qu'avant de les expoſer
en vente, le Manuſcrit qui aura ſervi de copie
à l'impreſſion dudit Ouvrage, ſera remis dans
le même état où l'Approbation y aura été donnée ès mains de notre très-cher & féal Chevalier, Chancelier de France, le Sieur Delamoignon, & qu'il en ſera enſuite remis deux Exem-
plaires dans notre Bibliothéque publique, un
dans celle de notre Château du Louvre, un
dans celle de notredit très-cher & féal Chevalier,
Chancelier de France, le Sieur Delamoignon,
& un dans celle de notre très-cher & féal Chevalier, Garde des Sceaux de France, le Sieur
De Machault, Commandeur de nos Ordres;
le tout à peine de nullité des Préſentes, du con-
tenu deſquelles vous mandons & enjoignons de
faire jouir ledit Expoſant ou ſes ayans cauſe
pleinement & paiſiblement, ſans ſouffrir qu'il
leur ſoit fait aucun trouble ou empêchement.
Voulons qu'à la Copie des Préſentes, qui ſera
imprimée tout au long au commencement ou à
la fin dudit Ouvrage, foi ſoit ajoutée comme à
l'Original. Commandons au premier notre Huiſ-
ſier ou Sergent ſur ce requis, de faire pour
l'exécution d'icelles, tous Actes requis & néceſſaires, ſans demander autre permiſſion, &
nonobſtant Clameur de Haro, Charte Nor-
mande, & Lettres à ce contraires. Car tel eſt
notre plaiſir. Donné à Verſailles le vingt-
ſixiéme jour du mois d'Avril, l'An de grace
1755. & de notre Regne le quarantieme-uniéme.
Par le Roi en ſon Conſeil. Le Begue.